肾病临证求索

主　编　王暴魁

副主编　谢　璇　郭晓媛　盛海忠　蔡　倩

编　委　（按姓氏笔画排序）

王志英　王欣然　王暴魁　卢安明　白东海

闫　凯　刘　晴　孙广宇　杜　凯　吴宏辉

郭晓媛　唐　桢　盛海忠　崔　静　谢　璇

蔡　倩　蔡月茹

U0212428

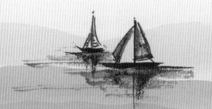

人民卫生出版社

图书在版编目（CIP）数据

肾病临证求索 / 王暴魁主编 . —北京：人民卫生
出版社，2020

ISBN 978-7-117-29685-4

Ⅰ . ①肾…　Ⅱ . ①王…　Ⅲ . ①肾病（中医）– 中医临床
– 经验 – 中国 – 现代　Ⅳ . ①R256.5

中国版本图书馆 CIP 数据核字（2020）第 112535 号

人卫智网	www.ipmph.com	医学教育、学术、考试、健康，购书智慧智能综合服务平台
人卫官网	www.pmph.com	人卫官方资讯发布平台

肾病临证求索

主　　编：王暴魁
出版发行：人民卫生出版社（中继线 010-59780011）
地　　址：北京市朝阳区潘家园南里 19 号
邮　　编：100021
E - mail：pmph @ pmph.com
购书热线：010-59787592　010-59787584　010-65264830
印　　刷：北京铭成印刷有限公司
经　　销：新华书店
开　　本：710×1000　1/16　印张：12　插页：4
字　　数：151 千字
版　　次：2020 年 12 月第 1 版　2020 年 12 月第 1 版第 1 次印刷
标准书号：ISBN 978-7-117-29685-4
定　　价：45.00 元
打击盗版举报电话：010-59787491　E-mail：WQ @ pmph.com
质量问题联系电话：010-59787234　E-mail：zhiliang @ pmph.com

主 编 简 介

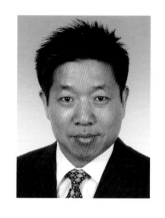

　　王暴魁,1965 年 2 月生,医学博士后,主任医师、教授、博士研究生导师。现任北京中医药大学东方医院肾病科主任,国家中医药管理局重点专科建设单位肾病科学术带头人。兼任北京中医药学会肾病专业委员会主任委员,中华中医药学会肾病分会常务委员,北京中西医结合学会肾病专业委员会常务委员,中国民族医药学会肾病分会常务理事。荣获“全国优秀中医临床人才”“第二届首都优秀中青年中医师”“北京健康科普专家”等荣誉称号,晋级 2016 年北京市“最美中医”评选活动,参加并顺利完成第一批北京中医药大学东方医院“东方名医”人才培养计划。先后师从“国医大师”张琪、李辅仁教授,以及全国老中医药专家学术经验继承工作指导老师陈以平、王永钧教授学习,并先后在北京医院、北京中医药大学东方医院等从事肾病的临床、教学、科研工作 30 余年。主要研究方向为肾病的中西医结合诊治。擅长治疗各种原发和继发肾小球疾病、慢性肾功能不全,以及内科疑难杂症。先后主持或参加国家级、省部级及校级科研项目 20 余项,在中国科技核心期刊发表学术论文 130 余篇。担任《当代名医肾病验案精华》副主编,参与编写《张琪老中医临证备忘录》《中西医结合肾脏病学》、全国高等院校中西医临床医学专业规划教材《中西医结合肾脏病学》等著作。主要获奖情况如下:“IgA 肾病中医证治规律研究”获 2006 年度中华中医药学会科学技术奖二等奖;“肝舒康冲剂治疗慢性乙型肝炎及肝纤维化的临床与基础研究"获 2000 年黑龙江省科学技术奖二等奖;"疏肝健脾、活血软坚、清热利湿法治疗肝炎后肝硬化的临床与基础研究"分别荣获 1995 年和 1996 年黑龙江省中医药科技进步奖一等奖和黑龙江省政府科技进步奖二等奖;"原发性血小板减少性紫癜中医分型客观指标研究"获 1991 年黑龙江省中医药科技进步奖二等奖。

自　序

我从 15 岁上大学开始学习中医,想来已经近 40 年。其实当初我并非十分喜欢中医,只是考虑到志愿和专业无法改变,也就下定决心要学好中医。我接受的是院校式的中医教育,努力学习中医理论知识,参加带教实习。毕业参加工作后,发现自己诊治疾病的临床疗效不理想,而同事中有临床诊疗水平比较好的,经过了解才知道,他们实习时跟过临床水平出色的老师。于是,明白"跟师"对于中医成长是多么重要,由此我下定决心一定要跟一位好老师。

经过努力,我于 1992 年考上了博士,有幸跟随"国医大师"张琪老师学习,从而真正进入了中医之门。在跟随张老读博的三年之中,无论寒暑,无论张老在门诊还是在病房诊治疾病时,我一直跟随着他抄方。尤其是当张老在门诊出诊时,我都会早起骑自行车去他家,接他一起去门诊,结束后再送他回家。即使是在哈尔滨异常寒冷的冬天,也从不迟到早退。经过三年的坚持和努力,我的中医临床能力终于有了质的飞跃。

在跟师学习的过程中,我不断总结抄方和学习的经验及方法:第一,记录病案,包括患者的临床资料和老师的处方,特别是药物剂量。然后,对有意义的病案进行总结,写成文章。这是中医学习至关重要的一步。我至今还清楚地记得自己总结的第一篇文章——《张琪教授治疗痹证经验举要》。第二,在抄方过程中应认真学习老师是如何进行辨证的,包括辨证的方法和辨证的着眼点。只有把握了这些,才能在纷繁复杂的临床过程中辨出证候,从而取得可靠的疗效。第三,关注老师的方和药。无论如何辨证、如何思维,最终的落脚点都是一张中医处方——方和药。认真学习老师如何运用成方以及自己的经验方治疗疾病,特别应注意老师处方中的药物剂量,这些都直接关系到临床的效果。在这一点上,我在此后的中医学习和临证过程中,都是格外关注的。方剂(包括药物剂量)和药物的学习,以及方和药最完美的结合——《伤寒论》《金匮要略》的学习,贯穿了我学习中医的始终,大概是我能够在中医临床上不断突破的秘诀吧。

从跟随张老接触中医肾病开始,多年来我一直在学习和临证中不断思考中医和中医肾病,终于有了些许的体会。

首先,在跟张老抄方时我就注意到不少患者,尤其是肾病患者,缺少典型的症状和体征,或者根本就没有不适症状和体征(后来我将这种情况称为"寡症")。这种情况下中医该如何进行辨证论治? 其一,以疾病发展到有症状时来推测或者根据已有症状的患者来推测;其二,疾病的病机是基本一致的,可以从疾病的病机出发辨证;其三,可以从微观来辨证。足细胞病变从肺论治,内皮细胞病变从心论治,系膜病变从肝论治,是我经过多年的思考和临证,近年才有的不成熟观点。

其次,风邪和肾病的问题,在我开始接触中医肾病时就已经有所思考。风邪分内外,其特点是弥漫的。那么肾病的发病是外风入内,还是虚处受邪,或者本有内风,内外风相合? 很多肾病都是免疫复合物沉积导致,那么这与风邪有怎样的关系? 在膜性肾病中,分泌型磷脂酶 A_2 的 M 型受体(PLA$_2$R)可以理解为中医的内风吗? 我将在书中一一予以阐述。

最后,糖尿病肾病是多发病,治疗起来非常困难。我在 1998 年博士后毕业刚工作时就发现,"心经血热"是糖尿病肾病的重要病机,给予黄连、生地清心凉血可以取得一定疗效。后来发现此"热邪"是弥散的,气分、血分都有,并且有"热毒"的特点。一方面,此热邪只存在于糖尿病(消渴)患者之中;另一方面,该热邪具有其特殊性,可导致糖尿病肾病及其并发症。因此我将其命名为

"消渴热"。

　　本书主要是我在肾病方面临证经验的总结和病案记录,也是学生跟我学习的心得体会和病案整理——我一直以来对学生的要求。我对中医的理解和肾病的认识及诊治经验一直都在变化,本书只是阶段性的记录,还有许多不成熟和不完善的地方,期待同道批评和指正。

王暴魁

2019 年 6 月

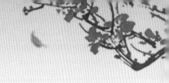

目　录

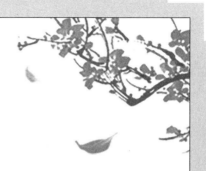

上篇　学术思想

　　随着西医对疾病认识的深入，各种辅助检查的进步和运用，许多患者相对较早明确了诊断，但是缺少典型症状和体征，或者根本没有不适症状和体征。这种情况笔者称之为"寡症"，在肾病中表现得尤为突出。这种情况下如何辨证论治是笔者多年在思考的问题。围绕这个问题，以肾病为基点，探讨了辨病与辨证、肾病的微观辨证。同时，这些也是笔者对于中医辨证论治的重新认识，借此抛砖引玉，引起读者的思考。

　　对于具体的肾病，本篇重点讨论了糖尿病肾病和特发性膜性肾病的一点体会。在糖尿病肾病中"热"邪贯穿始终，此热邪不完全同于其他热邪，其性质是弥散的，血分、气分都有，并且此热邪可攻击肾脏，导致糖尿病肾病，具有其特殊性，笔者将其命名为"消渴热"。治疗需要针对这个热邪。对于特发性膜性肾病，"风邪"是病机的关键，并且这个风邪是留滞于内的风邪，区别于一般的外感风邪，治疗需要特殊的祛风药物。

　　另外，药量被认为是中医的不传之秘，同时也是很难探讨的问题。本篇从笔者个人的肾病用药经验出发，分析了一些中药的用量。希望这些能给读者带来一些经验和启发。

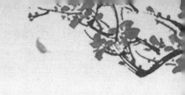

第一章 "寡症"时如何辨证论治

一、"寡症"的定义

寡,小篆作"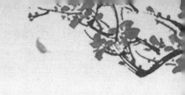"。《说文解字》说:寡,少也,从宀从颁,分赋也,故为少。寡是少的意思。"寡症",即指患者没有或者有很少的不适主诉和体征的情况,从传统中医望、闻、问、切四诊合参的角度去辨证,证候很难辨识出来。

很多文献将这种情况称之为"无症可辨",但这个称谓不太妥当。首先,"无症"这个词比较绝对,没有将"患者有很少的不适主诉和体征的情况"包括在内。其次,"无症可辨"容易和"无证可辨"混淆,就有文献讨论过"无症可辨不等于无证可辨"的问题。所以,用"寡症"一词比较合适,可以解决以上两个问题。

二、为什么要谈"寡症"

随着西医学对疾病认识的深入,各种辅助检查的运用和进步,人们健康意识的加强,体检的逐渐普及,对疾病(本文所指的疾病,是指西医学诊断的疾病)的诊断往往提前了,更加明确了。因此,根据各种辅助检查,许多患者已经诊断出来疾病,但是缺少典型症状和体征,或者根本没有不适症状和体征。比如,慢性肾炎、糖尿病、高脂血症、肿瘤等,很多患者没有或者有很少的症状和体征。这个时候就是出现了"寡症"。

"症",是指患者自觉感受到的不适;"证"主要是"证据"之意,中医根据"证据"辨识出来"证候"。"寡症"并不是"无证"——没有"证据"、没有"证候"。当然,这时从传统中医望、闻、问、切四诊合参的角度去辨证,往往会限制中医思维,证据很难找到,证候很难辨识出来,无从立法、选方、用药。所以,针对"寡症"需要用另一个角度,换一种思路,既立足于传统,又不拘泥于传统,去寻找证据,辨出证候,从而指导中医的治疗。

三、"寡症"时如何辨证论治

"寡症"的患者往往已经通过西医学的方法诊断出了疾病,需要中医去辨证用药,但是由于此类患者没有或者只有很少的症状和体征,进行传统的中医辨证论治比较困难。那么"寡症"时如何辨证论治呢? 这个时候辨证,其实更多的是"辨病"。疾病对应证候具有一定的规律性,疾病在很大程度上影响了证候;疾病的基本病机是比较一致的,虽然一种疾病在不同的患者身上或者同一患者不同时期可以表现出不同的证候,但是往往会有出现频率较高的证候。

那么,"寡症"是如何从辨病的角度去辨证、去论治的呢? 可以从以下三方面来进行。

1. 以有测无、以多测少来推测证候

这是指,以有症状和体征、有较多症状和体征时候的证候,来推测没有症状和体征、很少症状和体征时候的证候,包括从同一患者在患同一疾病的不同时期、不同患者在患同一疾病时所表现的症状和体征来推测证候,从而指导临床治疗。

(1)从时间的角度来看:同一疾病,以疾病发展到有症状时来推测在"寡症"时的证候。比如许多肾小球疾病患者,在出现上呼吸道感染症状之后,尿中红细胞、尿蛋白增加,病情加重或者反复。上呼吸道感染,往往表现为咽部干痒,咽痛,咽后壁充血、水肿,咳嗽,咳痰,喑哑等,属风热之证。据此推测这类肾小球疾病存在"风热"的证候,故在治疗时,即使患者还没有出现上呼吸道感染症状,也需要注意清热祛风。再如,慢性肝炎患者,当疾病发展到一定程度,可以出现纳呆、乏力、腹胀、黄疸、舌苔黄腻等症状,表现为湿热的证候,所以当慢性肝炎患者尚处在"寡症"阶段时,也可以从湿热论治,治以清热除湿。

（2）从空间的角度来看:同一疾病,以有症状的患者的证候来推测"寡症"患者的证候。比如膜性肾病,很多患者没有临床症状和体征,但是也有部分患者可以出现一些症状和体征的,如乏力、腰酸、水肿、自汗等。根据这些症状,可以认为是气虚、肾虚、水饮内停的表现,临床可以生黄芪为主益气利水,加用补肾、利水的药物。对于"寡症"的膜性肾病患者,仍然可以这样的思路去辨证用药。

2. 从疾病的病机、疾病的主导证候来协助辨证

任何一种疾病都是有自身的发生、发展规律的,虽然每个患者可以有不同的表现,但是每一种疾病的基本病机或者中心病机是比较一致的,并且其病机的演变也是有规律的。通过前人的经验,通过目前各种大规模的临床流行病学调查,目前对于许多疾病的基本病机及其演变规律有了一定的认识。对于"寡症"患者,只要西医诊断明确,就可以根据该疾病的基本病机来进行辨证论治。当然,根据某一疾病的基本病机进行辨证论治时,需要注意患者所患的疾病比较单一或者就诊时以该疾病占主导。否则,只从某病的病机来辨证论治容易导致只见局部、不见整体的误区。

比如,高血压肾损害,根据前人及笔者的经验,其基本病机初期以肝阳上亢、肝肾阴虚、血瘀为主,中后期可出现气阴两虚。所以对于高血压肾损害的"寡症"患者,初期即以补益肝肾、平肝活血为法,中后期注意益气养阴,活血不可太过,以免伤及正气。

另外,每一种疾病虽然都有许多证候分类,但多有出现频率占主体的证候。因此在临床治疗"寡症"患者时,可选择根据该疾病

临床上出现频率占主体的证候进行遣方用药。对于反复尿路感染患者,笔者研究发现,寒热错杂证患者所占比例高达73%。有部分患者出现"寡症",即只有临床化验异常,但是没有尿道刺激症状等其他表现,这个时候可以直接从寒热错杂证处理,运用寒温并用、补泻兼施之法治疗,多数可取得疗效。

3. 微观辨证

微观辨证是相对于传统中医通过望、闻、问、切四诊进行的宏观辨证而言的。对于各种理化检查、影像学检查、内镜检查、病理检查结果等临床资料,通过中医思维方法进行辨证分析,从而指导中医治疗,都可以认为是"微观辨证"。前人在这方面有过不少的尝试,并积累了一定的经验,比如通过胃镜检查结果开展中医辨证论治。

就肾病而言,主要是从病理上进行微观辨证。如IgA肾病以新月体快速增生、弥漫性增生为主要病理特点,根据中医理论,"火曰炎上""风者,善行而数变",故其发病多与风、热有关,为阳证。临床上即使舌脉以虚、寒为主要表现,也应从风、热论治。此外,IgA肾病中系膜增生较为常见,系膜主要为间质细胞,有一定收缩功能,与筋膜类似。根据《素问·六节藏象论》:"肝者,罢极之本……其充在筋",因而亦应从肝论治。治疗时以清气分、血分之热为主,辅以祛风除湿、清肝泻火,效果显著。

以上三方面是互相补充的,从不同的角度,共同来进行辨证。比如IgA肾病:从"以有测无、以多测少"方面来讲,患者往往会在出现上呼吸道感染后病情加重,所以可推测出"风热"的证候;从疾病的病机来看,根据前人的认识和笔者的经验,IgA肾病属于热证,其基本病机以风热为主,兼有气阴两伤、血瘀;就微观辨证而言,如上所论,也是以风热为主。所以,以上三方面是统一的,最终达到的辨证结果基本是一致的,可以以此为主进行辨证论治。

总之,"寡症",即指患者没有或者有很少的不适主诉和体征的情况,现在中医临床中是非常多见的,从传统中医望、闻、问、切四诊合参的角度去辨证,证候很难辨识出来。因此,针对"寡症"患者,可以从"以有测无、以多测少来推测证候""从疾病的病机、疾病的主导证候来协助辨证"以及"微观辨证"三个方面来进行辨证论治。根据笔者多年的临床经验,这在肾脏疾病的辨证论治过程中更加普遍一些。

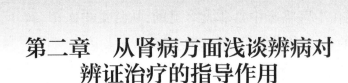

第二章　从肾病方面浅谈辨病对辨证治疗的指导作用

辨病和辨证的关系,一直是中医领域不断探究的问题,现仅从肾病角度出发,谈一谈笔者对此问题的看法。

一、辨病与辨证

辨病论治与辨证论治都属于临床诊治疾病的基本方法,二者各有所长。"病"反映的是疾病发展过程中的一般规律,代表了疾病整个发展过程中的基本矛盾。"证"是机体在疾病发展过程中的某一阶段的病理概括,证候为一系列有相互关联的症状的总称,通常代表疾病发展过程中的某个特殊阶段。辨"病"论治利于把握疾病发展过程中的一般规律,从而抓住其基本矛盾。中医临床认识和治疗疾病,往往既辨病又辨证,但实际论治中,常常将重心放在"证"的区别上,而忽视了"病"的异同。尤其是在肾病方面,很多肾病初期并无明显的临床症状,从而使证候判断不明确,临床常陷入"无症可辨"的尴尬,故在临床诊疗时,应充分重视"病"这一基本矛盾的根本不同,才能在诸多寡症的肾病方面抓住重点,取得更有效的论治效果。

二、疾病对证候具有限定性

疾病对证候具有限定性,证候的变化是在疾病的基础之上进行的,证候在疾病的总纲下分型,临床诊疗时,明确诊断的疾病,在该病的基本病机框架下进行辨证论治,能达到较好的治疗效果。基于这种限定性,在多数肾病诊疗方面,辨证论治的前提首先要进行辨病,病的不同,能够直接影响治疗的大方向。比如水肿,肾病原因导致的水肿在初期并没有明显的寒热虚实表现,与下肢静脉曲张或者心衰等疾病导致的双下肢水肿相比,临床症状是相似的,但其中医的治疗方案却是大不相同,治疗效果也不一样。在临床多数肾病诊治方面,认可疾病对证候的限定特性,首先判断疾病类别,在充分认识疾病特点的基础上再进行辨证论治,可以取得更满意的效果。

三、证与病的远相关

当病的相关因素复杂多样时,整体辨证受到过多证候要素的影响,难以准确提炼必要的证候要素来进行辨证论治。而且"证"容易受到认知水平、表达能力及心理因素的影响,导致辨证不能体现疾病的本质,影响临床疗效,有时患者临床表现症状繁多,但有些症状与目前要诊疗的疾病并非具有紧密相关性,此类症状组成的证候群与疾病本质呈远相关状态。此时可先不考虑此证候要素所带来的影响。如何判断哪些证候要素是远相关,是临床研究的重点。举个例子,舌象与脉象常被视为最基本的诊疗资料,在不同的疾病中所占权重不同,疾病复杂多样,故舌脉并非总是匹配地反映疾病的本质,有些时候可不作为必要的参考因素。比如内热体质的人感受风寒后患有腰痛,因风寒侵袭了腰部,并未侵犯肺卫及膀胱经,腰为肾之府,风寒侵袭局部,导致局部气血阻滞,不通则痛,此时患者的舌脉表现为舌红苔黄、脉弦数有力等一派实热表现,但其治疗时应主要以补益肝肾、祛风散寒药为主,此时舌脉与腰痛这个疾病属于远相关状态,可考虑其热象,在方中加入清热之品佐制温药和补药过热导致的副作用,但在总的治疗原则方面,不作为主要的参考要素。大部分肾病患者初期无明显临床表现,仅仅通过舌脉无法获得准确反映该病的信息,此时应考虑肾脏疾病固有的特点,辨病论治更能抓住疾病的基本矛盾,在临床诊疗时做到有的放矢。

四、寡症时以辨病为主

辨病与辨证都属于中医临床诊治疾病的基本方法,二者相辅相成,但症状比较少时,单纯靠辨证论治比较困难。肾炎患者初期往往先出现蛋白尿,没有明显的阳性症状,仅仅靠舌脉进行辨证论治常不足以指导治疗。肾炎初期的这种状态是"寡症"状态,随着其不断发展,症状会逐渐显现出来,比如水肿、乏力,此时会据此辨证为脾肾气虚、风邪、瘀血等证候,再进行相应治疗。而在"寡症"状态时,不能因为没有症状就不予以治疗,此时可根据"以有测无、以多测少"的原则,没有症状者遵从已有症状者进行辨证,症状少者遵从症状多者进行辨证治疗,同一类疾病进行同类治疗。此时辨证与辨病融为一体,辨证即辨病。

五、辨病可以弥补辨证的不足

肾病初期常会出现"寡症"的情况,故无症可辨时,辨病论治在肾病方面常占据更为重要的地位。一方面,在"证"不明显时,对疾病本身的充分认识,可以弥补无证可辨的尴尬。另一方面,单纯辨证不利于早期发现肾病以及对疗效的判断。比如肾炎水肿的好转,蛋白尿不一定会减少;肾衰终末期患者恶心、呕吐好转,也不能说明治疗对降低血肌酐有效。此时需根据实验室检查来判断治疗的效果及疾病的发展变化,实验室检查此时表示疾病的性质,也属于辨病的范畴。故在早期发现肾病及对肾病治疗效果的预判方面,辨病可弥补辨证的不足。

六、以辨病为主导与辨证结合论治肾病

在肾病的诊疗方面,相对于辨证论治,多数情况下辨病论治占有主导地位。以上列举了肾炎等肾病辨病的重要地位,而在肾衰的治疗方面,辨病依然非常重要。众所周知,中医"肾衰"与西医的肾功能不全相对应,以慢性肾衰为例,慢性肾衰不仅仅病程较长、较慢,而且是很多慢性疾病的发展结果,其中包括三大主要原发疾病:糖尿病肾病、慢性肾小球肾炎、高血压性肾损害。此三种疾病发展到了慢性肾衰的阶段,临床上即使都出现了水肿、血肌酐升高等表现,而因其原发病的不同,治疗的大原则也是不同的。糖尿病肾病的治疗方法应以清热祛风为主,慢性肾小球肾炎又会因其病理类型的不同而有所不同,高血压性肾损害倾向于活血化瘀、平肝益肾。故慢性肾衰的治疗不能笼统归于脾肾亏虚、浊毒内蕴等,选方用药过于模糊,不利于疾病的精准治疗。当然,辨病固然重要,临床上也无法做到仅用一种方法能够解决所有的问题。在多数肾病的诊疗方面,辨病往往需要占有更高的位置,应以辨病为主导,结合辨证,共同论治肾病。

七、专病专方

在肾病方面,由于"寡症"的原因,辨证有时虽不相同,但在辨病上却一致,"病"的规律更为统一,且与"证"相比较,"病"不易受心理因素、认知水平等某些相关因素的影响,在治疗上容易形成一个相对固定的方案,可以制作成成方,形成专病专方,以方便临床治疗。疾病明确诊断后,其病邪性质、邪正盛衰、涉及脏腑、阴阳寒热等具有相对固定的规律,治疗时也就有了更确切的作用目标,选

方用药更不容易受一些相关因素干扰,在治疗方案上更容易掌握,重复验证,进行推广。对于同类疾病给予固定的基础方剂,专病专方的设立方便了临床诊疗及经验推广。

综上所述,辨病与辨证作为临床上常用的诊疗方法,相辅相成,缺一不可。在中医治疗肾病领域,诸多疾病临床症状表现较少或无,辨病论治需给予更多的重视。在临床诊疗中,依照"以有测无、以多测少"的原则,注重疾病自身的特点,不拘泥于个别症状的抓取,可以得到更可靠的临床疗效,在临床教学中,也更容易教导初学者抓住重点。对于疗效确切的一类方剂,可设立专病专方,使疾病治疗共性得到提升。

第三章　肾病微观辨证理论初探

　　长期的临床实践证实,中医药从缓解症状、改善指标、减轻免疫抑制类药物不良反应、延缓病情进展等方面对肾病均有确切疗效。随着肾活检技术的推广,肾活检病理已成为肾病中医辨证论治中的重要参考资料,肾病微观辨证的专题研究已大量开展,但尚未形成达成共识并被广泛临床实践验证的理论体系。笔者结合临床经验,通过分析肾病微观辨证的临床意义和研究现状,对肾病微观辨证的理论体系进行探讨。

一、诊治均参,势在必然

　　肾活检病理在肾病诊治中有着极其重要的作用——不仅用来辅助诊断、鉴别诊断、制定治疗方案、判断疾病预后,同时也是肾病分类及命名的主要依据。西医学根据病变部位将肾病大体分为肾小球疾病、肾小管病、肾间质病、肾血管病,并根据微观结构进行细分。如肾小球疾病可进一步分为足细胞病、内皮细胞病、系膜细胞病等。西医学对肾病的命名基本是由发病部位和病理特点两部分来构成的。

　　古代无肾活检技术,中医对肾病的认识建立在观察症状以及分析病因的基础上,如水肿、尿血、尿浊、关格等,都是以直观可见的临床表现来命名的;肾风、劳淋等病名,除描述了疾病发病特点以外,还包含了疾病的发病原因,即风邪伤肾、因劳致淋。一些肾病的病名中也阐述了病理状态,如肾衰、肾痹等。长久以来,中医是基于宏观辨证,以解决症状、消除病因、改善状态为目的对肾病

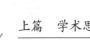

进行论治的。

西医学的诊断技术不断发展,实验室检查、影像学检查逐渐普及,患者的临床信息不再仅从简单的望、闻、问、切中提取。随着资料的不断积累,这些经过先进技术、方法检查所得出的数据、图像与中医辨证分型之间的相关性逐步被临床工作者所观察研究。微观辨证的概念并非由肾病领域首先提出,但因肾活检病理在肾病诊治中的重要地位,使得肾病微观辨证的出现和发展具有必然性。在早期的中医辨证论治研究中,肾活检病理更多地是作为一种疾病分类的依据,使得临床医家便于总结、归纳某一病理类型疾病的中医辨证论治思路。随着肾活检例数的逐渐增加,开始出现了针对中医证型与肾脏病理相关性的专题研究,一些基于肾活检病理的中医辨证分型特点被逐步总结。

当患者无明显不适症状,即出现"寡症"的情况下,传统的"望、闻、问、切"资料相对匮乏,肾活检病理便成为直观反映"肾体受损样貌"的唯一辨证素材。它不同于传统的四诊资料,传统四诊资料中,脉象可以提示不同的病理状态,症状可以出现在不同的疾病中,而肾活检病理除了因其具有"直观性"外,对肾病具有命名、定义的作用。因此肾病的微观辨证是站在疾病的高度上进行的,从某种程度上说具有辨病的意义。因此,最初作为参考资料、扮演辅助角色的肾病微观辨证,现已成为肾病中医辨证的重要内容之一。

二、起步虽早,发展缓慢

肾活检病理与中医辨证相关性的专题研究始于 20 世纪 80 年代,目前仍是肾病微观辨证研究的主要方法——先根据患者的四诊资料进行宏观辨证,再结合患者的肾活检病理,采用现代的统计学方法进行统计分析,从而得出某一种病理类型的疾病,或某一种病理特点与中医辨证分型的相关性,继而为某一病理类型疾病的中医辨证论治提供参考。但这一研究方法仍存在一定问题,如病例的样本量尚显不足;宏观辨证的四诊资料与肾活检的病理资料采集可能存在时间差距,尤其是患者发病初期进行肾活检而在使用激素及免疫抑制类药物后采集四诊资料,可能出现因"药源性"证型改变而导致的干扰;中医辨证分型混杂,有很多研究者是基于个人临床经验确立辨证分型,还有一些研究者采用相对"标准化、规范化"的分型标准,但随着时间推移,该分型存在着陈旧老化、临床应用性不高的问题;肾活检病理存在着标本质量、诊断水平参差不齐,病理评分体系各异等问题。该研究方法虽然是肾病微观辨证较朴素、直观的方法,但仅通过该方法进行微观辨证研究,恐与广泛应用于临床的目标相距甚远。

有部分医家通过总结临床诊治经验,结合中医哲学思想,已提出对于肾脏微观结构以及肾病微观辨证的个人认识。如糖尿病肾病的肾络癥瘕学说、肾小球为阳而肾小管属阴的"肾单位阴阳观",对中医辨证论治肾病的思路有所拓宽。

三、衷中参西,重在务实

作为肾病中医辨证论治的组成部分,微观辨证始终以患者,即"人"这一整体为服务对象,以治疗疾病为最终目的。因此,肾病微观辨证不能是以创建学说为目的的纸上谈兵,而是建立在大量临床证治经验的基础上,以西医学描述的肾脏微观结构为主体,以中医哲学思想作为构架进行的辨证。

1. 肾脏结构的微观辨证

以治疗某一脏器的疾病为目的而形成的局部辨证古来有之。如《灵枢·大惑论》:"精之窠为眼,骨之精为瞳子,筋之精为黑眼,血之精为络,其窠气之精为白眼,肌肉之精为约束",即为后世医家归纳形成中医眼科"五轮"学说的理论基础。肾脏微观结构的辨证，亦是在中医整体观的思想，如五行学说、藏象理论等的指导下进行的。

足细胞（即脏层上皮细胞）连同基底膜一起构成了肾小球血液滤过屏障，同时是保证肾小球通透性的重要结构。足细胞含有许多足突，足突间形成裂孔隔膜，形似口咽、皮毛。而口咽呼吸、皮毛散气、汗孔开阖亦有"通透"之意。《素问·痿论》："肺主身之皮毛"，因此可将足细胞之屏障、通透功能与肺主卫外、司呼吸相联系。临床上，足细胞病可从肺来论治。如微小病变肾病、膜性肾病极易在受凉、感冒后发病，并可导致病情迁延，治疗中特别注意固表、清肺、利咽，如黄芪、桔梗、金银花等，即使病情稳定时亦可使用，以防疾病复发。

内皮细胞被覆于毛细血管壁腔侧，与血流接触。具有维持肾小球毛细血管结构的完整性、调节肾小球血流动力学、抗凝及抗血栓的功能。血行脉内，《素问·五脏生成》："诸血者，皆属于心"；《素问·痿论》："心主身之血脉"。临床上内皮细胞病可从心来论治。毛细血管内增生是内皮细胞病的经典病理表现，其原因多为链球菌感染，还可继发于感染性心内膜炎，以及以血管炎为本质的系统性红斑狼疮、过敏性紫癜等疾病，起病较急，病情变化较快，常见发热、发斑（如狼疮蝶形红斑、过敏性紫癜的皮肤紫癜等），与"火"（五行中与心相应）、"血脉"相关。治疗可采用清心、凉血法，临床常选用栀子、牡丹皮、赤芍、生地等药物。

系膜是由系膜细胞和系膜基质组成，它从肾小体血管极处广泛联系每根毛细血管，将毛细血管吊于肾小体的血管极，同时肾小球系膜与小球外系膜在血管极处相连续。系膜细胞含有大量的肌动蛋白和肌球蛋白，具有类似平滑肌的收缩和舒张功能，可改变肾小球毛细血管的滤过面积和压力通透性。这种联结、舒缩的功能与筋、膜类似。《素问·痿论》："肝主身之筋膜"；《素问·六节藏象论》:"肝者,罢极之本……其充在筋"。故系膜细胞疾病可从肝论治。系膜疾病以增生病变为主,存在于许多不同的病理类型中,临床上需根据病程、病势,结合宏观表现进行辨证论治,急性增生性病变以清肝泻火为主,慢性病变以柔肝、疏肝为主,但总以调达、柔和为本。

　　中医的脾、肾两脏在肾脏结构中相对应的部分是什么呢? 笔者认为不能明确地指出。这种观点是基于实践而产生的。主要根据是:肾病的发生、发展,几乎都与中医的脾、肾两脏相关,特别是肾脏的生理功能中的滤过功能与中医的"脾主湿""肾主水"类似;临床中的肾脏病几乎都存在脾虚、肾虚的病机;肾病的治疗中或多或少地都会运用健脾、补肾的方法。因此不能将肾脏的某一具体微观结构单独割裂开来与中医的脾、肾相对应。

　　因此,肾脏微观结构与中医藏象相关性的认识,绝非机械性的生搬硬套和简单的取类比象,必须基于组织结构,特别是生理功能、病理状态的相似性,再结合临床证治的经验总结而建立。这种认识也并非一成不变,今后仍将被临床实践所检验,并不断地被修正与完善。示意图见图1。

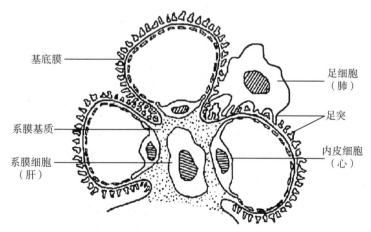

图1　肾脏结构微观辨证示意图

2. 病因病机的微观辨识

肾脏的微观结构可根据其生理功能、病理状态进行辨证。而不同的病理变化则可根据其病变程度、病变性质、病程长短、病势缓急，结合疾病的病因、发病特点，以中医阴阳学说为指导进行辨证。总体来说，一切病变迅速的病理变化属阳；一切缓慢迁延的病理变化属阴。

细胞性新月体主要由肾小球毛细血管祥和包曼氏囊断裂后炎症因子和白细胞进入包曼氏囊，引起肾小球上皮细胞增生和巨噬细胞浸润形成。细胞性新月体的形成可导致肾功能短期内的急剧恶化，是急进性肾炎的典型病理表现。这与中医"火性炎上""风者，善行而数变"相似，如能速投清热、祛风之品，或可遏制"风火相煽"之病势，延缓病情进展。新近出现的肾小管、间质的炎症细胞浸润也属"火""热"范畴，可根据病变程度以清热治疗。

血栓性微血管病在临床常表现为溶血性尿毒症综合征，包括血小板减少性紫癜、溶血性贫血和急性肾衰竭，以其发斑、贫血表现，可从"血热血瘀"论治，以清热凉血、养血为总法。此外，如红细胞管型是大量红细胞自断裂的肾小球基底膜挤压而出，阻塞于肾小管而形成，与中医"血溢脉外"相似，常用白茅根等药凉血止血。

对于胶原纤维形成、系膜基质增生等病理表现，目前已有许多临床医家从湿、浊、痰辨识。从增生的成分来看，与中医的痰浊、湿浊类似，属于病理产物，且具有黏滞、流动性差、胶着难化的特点。但需根据疾病的临床特点辨清寒热。如糖尿病肾病早中期，病理可见系膜基质重度增生，形成结节性硬化，即 Kimmelstiel-Wilson 结节，结合肾小球高灌注、高滤过等"阳热亢盛"的状态，辨为湿热、热痰，治以清热、燥湿、化痰，药用黄芩、黄连、苍术等。

虚证在微观辨证中的体现不如实证的直观性强，但也有其特有的表现形式，如肥胖相关性肾小球疾病可见肾小球体积肥大，参考中医"脾虚则舌胖"的诊断思路，从健脾论治。另一方面，虚可致实,因此当在微观辨证的过程中观察实邪时,必须要同时分析其存在的虚的基础。如细胞空泡变性的本质是水肿,可看作脾肾不足而水停;再如缺血性肾病,虽然是以小动脉的硬化为最终后果,但其原因是肾动脉狭窄而导致的"失于濡养",因此治疗中不可一味活血化瘀通络,而是必须同时益气养血扶正。但这并不意味着攻补兼施要应用于一切病性属虚实夹杂的疾病中,而是应当把握主要矛盾,即"抓主证"。比如在狼疮性肾炎的疾病活动期,特别是肾脏病理存在弥漫性病变时,虽然存在肝、脾、肾不足,治疗仍以清热、凉血、祛风为主,若大行补益,势必"火上浇油",以致病情深重。

在传统的中医辨证论治过程中,往往出现四诊资料提示的证候不甚相符,甚至截然相反的情况,常需"舍脉从症"或"舍症从脉",其根本是把握疾病病机的本质,从而立法。肾病在临床诊疗中也经常出现临床表现与肾活检病理不相符的情况,宏观和微观在辨证上应当如何取舍呢?这时,还是应该遵循"标本缓急"的中医治则。如微小病变肾病,临床多表现为肾病综合征,常见高度水肿、体腔积液,甚至发生急性肾衰竭,出现少尿等"关格"危候,而病理仅表现为足细胞足突融合,病变轻微。此时必不能缓缓而治,而是遵循水肿病的治疗原则,以健脾、利水、祛风,甚至攻逐为主。再如肾活检病理提示存在细胞性新月体的 IgA 肾病,临床无不适症状,而仅实验室检查提示蛋白尿、镜下血尿、血肌酐升高,看似风平浪静,实则暗流涌动,应及时投以祛风、清热药味,以遏制新月体导致的肾功能进行性恶化。

四、尚需完善,任重道远

肾活检病理作为一种病理诊断方法,有其自身的局限性,与活检技术、标本质量、诊断水平有很强的相关性,直接影响最终诊断。因此不能搞病理"一言堂",必须结合临床表现及其他实验室检查和辅助检查来分析。

　　肾组织活检属于有创检查，重复肾活检相对困难，因此不能像传统四诊资料那样进行动态的观察。目前尚有一些反映肾脏微观结构变化的实验室指标，如反映足细胞病变的尿足萼糖蛋白（PCX），提示特发性膜性肾病的特异性指标分泌型磷脂酶 A_2 的 M 型受体（M-type receptor of secretory phospholipase A_2，PLA_2R）等，通过尿液检查、静脉抽血等相对无创的检查方法就可获得，但临床尚未广泛开展，如能对这些指标与中医辨证的相关性进行分析，寻找可能存在的相关性，或可为肾病微观辨证的研究提供新途径。

　　当形成相对完善的辨证体系后，肾病微观辨证对诊疗的指导性将逐渐凸显。而目前还需要大样本量的临床研究作为基础，以临床疗效为检验，不断地完善和丰满，才能逐渐形成客观、有序，甚至量化的肾病微观辨证体系，更好地服务于肾病的中医诊疗。

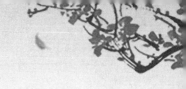

第四章 "消渴热"与糖尿病肾病

糖尿病肾病是糖尿病的主要微血管并发症之一,是糖尿病主要死亡原因之一,随病情进展蛋白尿逐渐增加,并出现肾衰竭、血肌酐升高,西医学目前尚无较为公认的有效疗法。笔者结合多年临床经验,认为糖尿病肾病存在"消渴热"的病机,且不同分期"热"的程度不同,故以"清热法"为主治疗糖尿病肾病,能够取得较好的临床疗效。

一、从病因病机分析

中医理论中认为"向上的""温热的""运动的""明亮的""大的"等为阳,且多是阳热的表现,从微观表现中,血中某些成分的出现或者升高,而这些成分可理解并表现为"热",并成为发病因素。糖尿病肾病患者血糖升高,后期肾衰竭,从而出现血中肌酐和尿素氮以及其他毒素的蓄积,这些都是血液中的成分,当理解成血中热毒。《素问·玉机真脏论》曰:"夏脉者心也,南方火也,万物之所以盛长也,故其气来盛去衰,故曰钩。"钩脉即洪脉。笔者临证多年,发现糖尿病肾病患者多是洪脉,且多见舌尖红、舌红而干等舌象,均提示"热"邪存在。故基于中医经典理论和多年临床经验,与肾脏病理微观辨证相结合,认为糖尿病肾病存在"热"邪侵袭的基本病机。

早期,"热"邪初袭肾脏,可见肾脏体积增大、肾小球高内压、高滤过、高灌注等"阳性"表现;热邪煎熬津液成痰、灼伤血络成瘀,痰阻气机亦加重血瘀,瘀阻血脉亦加重痰浊,故可见肾脏系膜增厚;

热生风,风性轻扬,无处不到,故可见肾脏系膜弥漫性增厚,相当于糖尿病肾病的Ⅰ~Ⅱ期。中期,"热"邪客留肾脏,热主动,兼以痰瘀阻滞气机、风邪开泄,导致肾脏的封藏之力更加虚弱,故可见肾脏滤过膜进一步受损,进而出现蛋白尿,相当于糖尿病肾病的Ⅲ~Ⅳ期。后期,"热"邪驻留肾脏,阴损及阳,阴阳俱虚,故可见肾脏硬化缩小,肾功能逐渐丧失,相当于糖尿病肾病的Ⅴ期。可见"热"邪贯穿糖尿病肾病始终,只是不同阶段程度不同。此热邪不完全同于其他热邪,其性质是弥散的,血分、气分都有,并且可以攻击肾脏,导致糖尿病肾病及相关并发症和相应症状,具有其特殊性,暂将其命名为"消渴热"。

二、从症状分析

笔者在多年临床经验基础上,对糖尿病肾病进行不同分期的证候学研究,总结出了糖尿病肾病的常见症状:乏力、夜尿多、水肿、尿泡沫增多、失眠多梦、视物模糊、腰膝酸痛、大便干结、咽燥口干。

乏力:糖尿病肾病患者最常见的临床症状。壮火食气,"消渴热"耗气伤阴,可致乏力,且热象越重,乏力越明显;临床研究发现Ⅲ期糖尿病肾病患者乏力多于Ⅳ期。故提示若一味补虚,疗效不佳,需重用清热药。

夜尿增多及腰膝酸痛:肾主水,主膀胱气化,"消渴热"侵袭肾脏,影响肾主水及气化的功能,则夜尿增多。肾主骨,腰为肾之府,肾功能失职则腰膝酸痛。

水肿:多见于Ⅲ期以后的糖尿病肾病,尤其是大量蛋白尿患者。"消渴热"耗气,气虚则脉络不通,热则生瘀,热邪煎熬水液,热生痰湿,气虚推动无力,加重痰湿,且气虚痰湿阻滞,则生瘀,气虚痰湿瘀阻,水液代谢异常,故泛溢肌肤为水肿。

尿泡沫增多:这是"消渴热"伤肾,热生风,风邪鼓动尿液,同

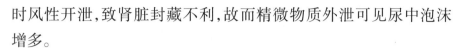

时风性开泄,致肾脏封藏不利,故而精微物质外泄可见尿中泡沫增多。

失眠多梦:"消渴热"内炽,上扰心神,热入营血,致入睡困难、睡眠浅、梦多等。

视物模糊:糖尿病肾病患者多伴有糖尿病另一微血管并发症——糖尿病视网膜病变,"消渴热"损伤眼底血络,热生瘀,瘀血阻络,致气血不及眼目而视物不清;热破血行,可致眼底出血。

此外,大便干结、咽燥口干也均是"消渴热"耗气伤阴的表现,肠道水液不足,无水行舟,而出现大便干结;肺津损伤,不能上承,而出现咽燥口干。

可见糖尿病肾病各期均有"消渴热"的存在,此热邪充斥上、中、下三焦,脏腑涉及心、肝、肺、脾、肾、胃肠,同时侵袭气、营、血分,故不同于其他热邪,因此称之为"消渴热"。在糖尿病肾病的发生发展过程中,"消渴热"广泛存在,热亦生风、生痰、生瘀,相兼为病,临床上不容忽视,治疗上需以清热法为主,联合祛风、化痰湿、活血通络法,辨病辨证论治。

三、从用药分析

基于糖尿病肾病"消渴热"病机的认识,笔者明确提出以"清热"法为主治疗糖尿病肾病,临床常选用消渴方合葛根芩连汤加减。消渴方出自《丹溪心法》,其曰:"消渴,养肺、降火、生血为主"。葛根芩连汤出自《伤寒论·辨太阳病脉证并治中》:"太阳病,桂枝证,医反下之,利遂不止。脉促者,表未解也;喘而汗出者,葛根黄芩黄连汤主之。"笔者以此二方合用加减治疗糖尿病肾病。其中葛根,清热生津止渴,《神农本草经》载:"治消渴,身大热",《名医别录》载葛根的生根汁"疗消渴,伤寒壮热";同时还有降糖、促进微循环、保护肾脏等作用。葛根清热效果颇佳,又有良好的降糖作用,且其比较平和、口感较好,不易引起不良反应。黄连,是治疗糖尿病肾病的特效药物,其清"消渴热"效果颇佳,《肘后备急方》有黄连末为丸治疗消渴的记载。现代药理研究也表明黄连中的生物碱类化合物,有降血糖、保护肾脏、降尿蛋白的作用。在此基础上,根据病情配以健脾、补肾、凉血、止血、祛风等法治疗糖尿病肾病。

总而言之,"消渴热"与糖尿病肾病发生、发展密切相关,治疗上不容忽视,采用清热为主的治法可积极控制血糖,减少糖尿病肾病蛋白尿,延缓肾病进展。

第五章　风邪与特发性膜性肾病

特发性膜性肾病（idiopathic membranous nephropathy，IMN）近年来在我国的发病率呈进行性上升趋势，其发病风险在 11 年间以每年 13% 的速度递增，是我国成人原发性肾小球疾病最常见的病理类型之一，也是引起原发性肾病综合征的常见原因。研究显示，本病发病率占原发性肾小球疾病的 23.4%，较 2006 年报道的 9.89% 升高 1 倍以上，呈上升趋势。参阅国内文献，目前临床医家多认为本病病机是脾肾亏虚为本、湿热瘀血互结为标。笔者从临床出发认为正气亏虚、风邪入肾是本病的基本病机，其治疗宜标本同治，扶正的同时，联用祛风法。风邪致病是本病不可忽视的病因病机，强调从风论治可提高临床疗效。

早在 2004 年笔者即发表《风与肾病论》一文，提出风邪伤肾有外风、内风之分。①外风伤肾：认为慢性肾病的急性发作阶段，不仅水肿显著，且常见上呼吸道感染，肾风的形成，"其本在肾""其标在肺"；②内风伤肾：慢性肾病一般都具有长期水肿不消或时隐时现，或蛋白尿、血尿久治不效，或病人由于反复外感而造成病情难以稳定，时好时坏等表现，这些临床特征均与风邪"善行而数变"特点相类似。

外风侵袭，或与内风相引，或外风直中肾脏，肾主封藏、固摄，风邪入肾，风性开泄，则封藏不固，精微外泄，出现蛋白尿，发为本病。结合微观辨证思想，风邪直中肾脏契合西医病理上原位免疫复合物沉积肾小球的病机过程。近年来关于特发性膜性肾病发病机制的研究取得了较大进展，认为其肾组织病变集中在肾小球脏层上皮细胞（即足细胞），是抗足细胞抗体介导的自身免疫性肾病。2009 年，Beck 等发现分泌型磷脂酶 A_2 的 M 型受体（M-type receptor of secretory phospholipase A_2，PLA_2R）是 70% 成人特发性膜性肾病的自身靶抗原。可见，不同于 IgA 肾病等其他原发性肾小球疾病，特发性膜性肾病是原位免疫复合物介导的自身免疫性肾病，这正是本病"正气亏虚、风邪入肾"基本病机的西医学病理基础。特发性膜性肾病存在风邪入肾主要基于以下几点。

一、临床表现符合风邪致病的特点

1. 泡沫尿是风性开泄、肾失封藏的主要表现

特发性膜性肾病 70%~80% 的患者表现为肾病综合征，其余表现为无症状、非肾病范围的蛋白尿，故本病临床均可见显性蛋白尿，多见尿中有泡沫。蛋白是人体精微物质，《素问·风论》称"风者善行而数变"。风为阳邪，其性善开泄，善动，数变，风邪直中肾脏，肾开合失司，封藏不固，则精微外泄，可见尿中泡沫增多；故泡沫尿应视为风邪开泄、肾失封藏的一个指征。

2. 水肿且肿势弥漫是风邪致病的体现

特发性膜性肾病多以水肿为首发症状，风邪袭人，致病最多，首先犯肺，肺为水之上源，肺失宣降，不能通调水道，致风遏水阻，风水相搏，泛滥肌肤，而发水肿。《素问·水热穴论》谓："黄帝问曰：少阴何以主肾？肾何以主水？岐伯对曰：肾者，至阴也，至阴者，盛水也；肺者，太阴也，少阴者，冬脉也。故其本在肾，其末在肺，皆积水也……勇而劳甚则肾汗出，肾汗出逢于风，内不得入于脏腑，外不得越于皮肤，客于玄府，行于皮里，传为胕肿，本之于肾，名曰风水。"因此，肾病水肿，常有风邪作祟。且特发性膜性肾病临床所见水肿，有下肢及足踝水肿，有眼睑水肿，肿势重者可见上肢、腰骶，甚至胸腹腔积液，水势弥漫，这也与风性弥漫、无处不在的特性相符。

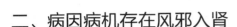

二、病因病机存在风邪入肾

《灵枢·九宫八风》谓:"风从北方来,名曰大刚风,其伤人也,内舍于肾,外在骨与肩背之膂筋,其气主为寒也。"揭示了风邪可以直中肾脏的病机,临床可无外感表现,而表现为腰酸痛。风邪入肾,肾气化失司而生湿,而风为百病之长,风邪侵袭,除以上直中肾脏外,入里可影响气、血、津液运行,形成水、湿、痰、瘀等病理产物,风、湿、瘀互结又进一步加重病情进展,这与国内文献报道特发性膜性肾病存在湿热瘀阻的病机相符。

三、采用祛风法或祛风作用的药物治疗有效

笔者以生黄芪、穿山龙等组成的自拟方开展对特发性膜性肾病患者的临床观察,证实该方能有效改善临床症状,减少蛋白尿。2010 年以该方进行了包括特发性膜性肾病在内的原发性肾病蛋白尿 33 例的为期 3 个月的临床观察,特发性膜性肾病组临床证候疗效积分统计总有效率 80.0%,蛋白尿疗效评价总有效率高达 90.0%。2013 年以该方进行了 55 例原发性肾病蛋白尿患者的为期 6 个月的临床观察,其中特发性膜性肾病组患者蛋白尿疗效评价总有效率高达 96%。2015 年以该方对 42 例特发性膜性肾病进行为期 3 个月的小样本对照试验,随机分为中药组、西药组(ACEI/ARB)及中西药结合组,中药组蛋白尿疗效评价总有效率 86%,西药组蛋白尿疗效评价总有效率 58%,中西药结合组蛋白尿疗效评价总有效率 93%。也有部分医家采用联合祛风法治疗本病取得较好的疗效,其中尤以雷公藤相关研究最为详尽。雷公藤功效祛风除湿,活血通络,消肿止痛,杀虫解毒。近年来,有研究证实雷公藤提取物如雷公藤甲素、雷公藤多苷等均具有保护足细胞的作用,临

床及实验研究均证实了雷公藤对特发性膜性肾病的治疗作用及作用靶点。体外实验证实：雷公藤甲素可稳定足细胞的细胞骨架和细胞间连接，还可通过抑制 C5b-9 激活的细胞内 p-38 MAPK 信号通路来发挥直接的足细胞保护作用。

故风邪是特发性膜性肾病不容忽视的病因病机。以往关于风邪与慢性肾炎或蛋白尿关系的论述不少，但明确提出风邪与特发性膜性肾病相关性的观点及研究仍较缺乏。据统计，国内近 25 年已发表的关于特发性膜性肾病的中医药文献中，按证候要素分析，病性类证候要素"风"出现频次百分比 13%，提示近年来"风"在特发性膜性肾病的辨证论治中逐渐被提及，但重视程度远远不及"瘀"（频次百分比 66%）、"湿"（频次百分比 64%）、"热"（频次百分比 54%）。可见，风邪在特发性膜性肾病病因病机中的重要性逐渐被提出及认识，但重视不足。

综上所述，从病因病机、临床表现、使用祛风类药物能有效降低蛋白尿的方面来看，特发性膜性肾病病因病机需重视风邪，治疗上宜联合祛风法。因此，正气亏虚、风邪入肾是特发性膜性肾病的基本病机，宜标本同治，扶正的同时，联用祛风法，并开展进一步相关研究，以完善本病病因病机、辨证分型及治法。

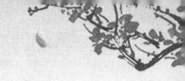

第六章　寒热错杂与反复泌尿系感染

泌尿系感染是临床的常见病和多发病,西医治疗主要是根据病变的部位、病情的严重程度、是否存在复杂因素及药敏试验,而选用不同的抗感染药物及疗程。随着诊断技术的发展、抗生素的选择、免疫调节药物的应用、相关手术或操作的选择等方面取得了一定的成果,泌尿系感染疗效得到了提高,但其复发率并没有显著降低。反复泌尿系感染,以往医家多认为其病机以肾虚为本、膀胱湿热为标。笔者师从国医大师张琪教授,系统继承了张琪教授"病因勿忘寒邪"的经验,结合多年临床实践,并在证候学研究基础上,提出寒热并用治疗反复泌尿系感染。

一、病因勿忘寒邪

本病患者遇劳累、受凉等诱因反复出现尿频、尿热,提示本病致病过程中,病因不能忽视寒邪。汉代华佗《中藏经》首次提到"劳淋""冷淋"病名。巢元方在《诸病源候论》中有"寒淋"的论述:"寒淋者,其病状,先寒战,然后尿是也,由肾气虚弱,下焦受于冷气,入胞与正气交争,寒气胜则战寒而成淋,正气胜则战寒解,故得小便也。"说明古代医家已认识到寒邪也是淋证发病的因素之一。张琪教授指出本病临床上内外寒邪相互为虐,相引为患,"病机病证重视寒热错杂,遣方用药善于寒热并施。"笔者亦明确指出本病因内、外寒邪致病,与湿热错杂出现寒热错杂的病机。由此可见,现代医家也逐步认识到内、外寒邪在本病中的致病作用。但仍重视不足,尚未认识到其在反复泌尿系感染中的普遍性及重要性。

二、寒热错杂证较为普遍

笔者曾对 100 例反复泌尿系感染患者进行证候学初步研究，发现寒热错杂证所占比例高达 73%，且在寒证症状中，尤以喜暖、畏寒症状多见，症状出现概率分别为 45% 与 42%。掌握常见寒证症状，有利于临床进行寒热错杂证的辨识。

三、寒热并用治疗反复泌尿系感染，清热、温阳的比例至关重要

对于泌尿系感染，清热利湿需贯穿始终，不能过用温阳之品，处方以清心莲子饮加减清心火、益气阴、止淋浊，合用缩泉丸温肾缩尿，需注意的是益智仁、乌药用量宜小，同时加用鱼腥草、白花蛇舌草清热解毒。近年来也有不少医家提出温清并用治疗泌尿系感染，但其多认为病因病机在肾虚、膀胱湿热，与笔者提出的内外寒邪致病、寒热并用治疗不尽相同。笔者通过证候学研究发现，在寒热错杂证的患者中，出现概率大于 40% 的 15 个症状中，"尿频、尿急、尿痛、尿热、尿黄、心烦、口干、口苦、双手心热、大便干结"湿热为患的症状占 10 个，提示本病以湿热为主的病机特点，治疗上仅需少佐温阳之品，否则易助阳生热，致使病情迁延不愈。

综上所述，由于存在着如实验室检查不规范、临床诊断不确切，以及抗生素的选择和应用不规范等诸多问题，引起或加重泌尿系感染的反复发作。反复泌尿系感染中"寒热错杂证"非常普遍，本病的病因病机特点是本虚标实、寒热错杂，以肾虚为本，湿热之邪贯穿始终为主因，而内外寒邪也是影响该病发生发展的重要因素。认识并重视寒热错杂证，为反复泌尿系感染的辨证论治提供了新的辨证思路，采用清热利湿、少佐温阳的寒热并用治法，很大程度上能够改善患者症状、减少复发频率。

第七章　肾病用药经验撷英

一、生黄芪大补肾气,祛风利水,消肿降蛋白

在治疗水肿及蛋白尿方面,笔者用大剂量生黄芪。生黄芪性味甘温,其利水消肿作用可见于《金匮要略》:"风水,脉浮身重,汗出恶风者,防己黄芪汤主之。"清代陆以湉在《冷庐医话》也记述了生黄芪利水消肿的功效:"肿胀,自顶至踵,大倍常时,气喘声嘶,小便不通",用"生黄芪四两、糯米一酒盅,煎一大碗,用小匙逐渐呷服,服至盏许,气喘稍平,即于一时间服尽,移时小便大通,溺器更易三次,肿亦随消"。当代名医岳美中也用生黄芪治疗水肿,他指出:"黄芪生用,能强壮肌理,逐肌表之水。"日本人吉益东洞在《药征》中指出:"黄芪,主治肌表之水也。"

生黄芪具有祛风作用,《神农本草经》记载黄芪"治痈疽,久败疮,排脓止痛,大风癞疾,五痔,鼠瘘,补虚,小儿百病"。蛋白尿患者常为风邪扰肾所致,故以黄芪祛风散邪,可以降低蛋白尿。另外,黄芪还可入肾经,具有补肾作用,《汤液本草》指出其"入手少阳经、足太阴经、足少阴、命门之剂""又治伤寒、尺脉不至,又补肾脏元气,为里药"。慢性肾炎患者常为肾虚之体,黄芪可补益肾气,强壮身体。生黄芪也有降低蛋白尿的作用,这一点早已被实验研究及临床实践证实了。江苏名医孟景春指出黄芪为治慢性肾炎蛋白尿的良药。徐郁杰等人研究黄芪对糖尿病大鼠早期肾肥大和蛋白尿的影响,结果表明黄芪能抑制肾脏肥大,减少尿微量白蛋白排出。

在生黄芪用量方面,笔者参考《冷庐医话》治疗水肿案中黄芪

的用量(四两)及补阳还五汤中黄芪的用量(四两),并结合自己的临床经验,主张大剂量生黄芪治疗水肿及蛋白尿才能疗效显著。临床一般从60g用起,可用至100~200g,根据病情的轻重、患者的体重、患者服用后的反应等调整用量。曾治疗一膜性肾病患者,体重90kg,24小时尿蛋白在5~8g,生黄芪用量500g。在使用大剂量生黄芪后,患者常见的不良反应有①腹胀、食欲下降:生黄芪为滋补之品,用量大有碍于脾胃运化;现代药理研究认为黄芪含有黄芪多糖,服用后可有一种饱腹感。故可以加用陈皮、佛手等理气之品协助脾胃运化。②腹泻、大便次数多:这可能是与黄芪可增强胃、小肠、结肠等消化器官的平滑肌紧张度,促进肠蠕动有关。如果患者腹泻不著,无其他不适,用量可不减少。③咽痛、口干:生黄芪性温,具升举之功,部分患者服用后可出现上焦有热的症状,如咽痛、口干等。仿张锡纯之升陷汤,加用知母、金银花以制生黄芪之热性,减少不良反应的发生。

二、仙鹤草补虚止血效卓著

笔者常用仙鹤草治疗肾炎所致的血尿、蛋白尿,取其止血、补虚的作用。肾炎患者伴有血尿,无论是肉眼血尿还是镜下血尿,均可加用仙鹤草。仙鹤草,又名脱力草,在民间常用来治疗脱力劳伤,如干祖望所说:"凡人精神不振、四肢无力、疲劳怠惰或重劳动之后的困乏等,土语称'脱力'。于是到药铺里抓一包脱力草(不计分量的)加赤砂(即红糖,也不拘多少),浓煎2次,服用,一般轻者1~2服,重者3~4服,必能恢复精神。"贵州民间用鲜仙鹤草一两、白糖一两,将仙鹤草捣烂,榨取液汁,再加入白糖,治疗肺痨咯血,可见仙鹤草具有很好的止血作用。临床上对于表现为倦怠乏力、纳差食少、精神不佳、舌胖大有齿痕、脉细等一派虚弱之象的蛋白尿患者,常选用仙鹤草治疗,用量100g左右。

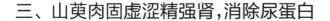

三、山茱肉固虚涩精强肾,消除尿蛋白

山茱肉具有补肝肾、涩精气、固虚脱的作用,民国名医张锡纯善于运用山茱肉治疗各种疾病,其指出:"山茱肉,味酸性温,大能收敛元气,振作精神,固涩滑脱。"蛋白尿乃是肾脏闭藏功能失调,导致精微外漏所致。山茱肉补肾力强,大量山茱肉可以补益肾精、强壮腰身,对于身体强壮者也可固涩精微,防其外漏;同时山茱肉味酸固涩,酸涩之性可减少精微外漏,减少蛋白尿。另外,山茱肉亦具有祛风作用,《神农本草经》记载山茱肉"逐寒湿痹",用大剂量山茱肉祛风散邪治疗肾风,减少蛋白尿。山茱肉需大量使用,才能有明显的疗效,在临床上治疗大量蛋白尿患者山茱肉用量为 60~100g。因山茱肉性温,大剂量使用,某些患者可能会出现内热表现,故可适当加入滋阴清热药物,如知母、黄芩、黄连等。

四、海藻软坚散结气,水肿便秘皆可消

《神农本草经》指出海藻:"治瘿瘤气,颈下核,破散结气,痈肿,癥瘕,坚气,腹中上下鸣,下十二水肿。"《本草便读》指出:"海藻,咸寒润下之品,软坚行水,是其本功,故一切瘰疬瘿瘤顽痰胶结之证,皆可用之。"国医大师张琪教授善于运用海藻治疗水肿,他常用加味牡蛎泽泻饮治疗湿热壅滞的肾炎水肿,方药组成:海藻 30g、牡蛎 20g、泽泻 20g、葶苈子 15g、商陆 15g、天花粉 15g、常山 15g、车前子 15g、五加皮 15g。笔者在临床上常选用海藻治疗肾病所致水肿。另外,海藻软坚散结之力可软化硬便,使大便软化而易于排出,常用 30~60g。"肾司二便",大便通畅,也有助于肾病恢复。

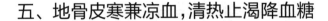

五、地骨皮寒兼凉血，清热止渴降血糖

笔者常选用地骨皮治疗糖尿病肾病。地骨皮性味甘寒，具有清热凉血作用，《本经》记载其"治……热中，消渴"，《圣济总录》记载："治消渴日夜饮水不止，小便利：地骨皮（锉）、土瓜根（锉）、栝楼根（锉）、芦根（锉）各一两半，麦门冬（去心，焙）二两，枣七枚（去核）。上六味锉如麻豆；每服四钱匕，水一盏，煎取八分，去滓温服。"西医学研究也表明地骨皮具有降糖作用。临床上遇到糖尿病、糖尿病肾病患者，如果具有内热症状，则加用此药，用量在30g左右。

六、苏叶黄连治恶心，少量芦荟通大便

对于纳差食少、恶心呕吐的湿热证患者，笔者常用苏叶黄连汤以清热止呕。苏叶黄连汤出自《温热经纬·薛生白湿热病篇》："湿热证，呕恶不止，昼夜不瘥，欲死者，肺胃不和，胃热移肺，肺不受邪也。宜用川连三四分、苏叶二三分，两味煎汤，呷下即止。"常用量黄连1g、苏叶3g。对于顽固性便秘的慢性肾病患者，运用芦荟通便，常有桴鼓之效。对于大便干结，难于排解，且患者身体壮实者适用。由于芦荟苦寒，容易损伤脾胃，用量宜小，中病即止，常用1g左右。

七、肾病患者脾胃差，健脾和胃药量小

在大剂量应用药物时，需要顾护患者脾胃功能。《素问·平人气象论》曰："平人之常气禀于胃，胃者，平人之常气也，人无胃气曰逆，逆者死。"五脏六腑维持正常生理活动所需要的水谷精微，都有

赖于脾的运化作用，口服药物需要发挥作用，同样依赖脾胃的运化作用。所以在治疗肾病时需重视顾护患者脾胃功能，若患者脾胃功能虚弱，可加入陈皮、白术、干姜、姜黄、木香、砂仁、茯苓等药物。

慢性肾病患者，常有纳差食少、脘腹胀满等不适，需首先调理脾胃，对于脾胃虚弱、纳差食少的患者应用小剂量药物治疗。因患者本有纳差食少的脾胃运化功能减退的表现，若大剂量使用药物，脾胃不能运化，反而加重消化道症状。对于脾胃虚寒的患者，选用干姜、姜黄。脾胃运化失常，也包括运化水湿失常，导致水饮内停，"病痰饮者当以温药和之"，临床上可选用干姜温脾燥湿利水，用量在6g左右。姜黄除具有干姜一样的温脾健胃功效，还有行气活血的功效，两者并用，既可温胃健脾又可行气活血。对于纳差食少、倦怠乏力的脾胃气虚患者，可选用党参作为君药益气健脾。脾胃虚弱患者，运化功能失常，若大剂量使用党参，虽补气疗效显著，但可导致气机壅滞，无力运化药物，使患者出现脘腹胀满等不适，而小剂量党参可避免这些弊端，用量为6~10g。

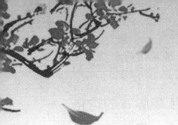

第八章　临证脉诊小议

一、反映本质，重视脉诊

脉诊，毫无疑问是中医诊断中极其重要的组成部分。脉诊历史悠久，特色显著，并具有独立的理论体系。然而不可否认的是，随着西医学技术的发展，诊断方式逐步丰富、详细，中医临床医生掌握涵盖实验室检查、病理检查等关于患者的大量翔实资料，结合望、闻、问等诊断信息，基于临床经验就可大体把握患者的证候要素，并由此进行辨证论治，而将脉诊放置于诊断次要地位甚至缺失脉诊，是目前并不少见的现象。

脉诊虽然是一种古老而朴素的诊断方式，但因脉象与问诊、望诊资料相比，受外界因素的影响相对较小，故而能相对准确地反映患者疾病的本质，为中医辨证论治的个性化、精准化提供重要的依据。因此，时至今日，脉诊在中医诊断中仍具有举足轻重的地位。中医临床工作者应当对脉诊精研深究。

二、不落窠臼，辨脉求因

尽管有诸多经典古籍精炼、系统地进行了总结，但若要掌握较高水平的脉诊，长期的临证积累是必不可少的。目前许多中医临床工作者虽然在学校学习了"中医诊断学"课程，背诵了脉诊歌诀，但在临证的过程中仍觉脉诊艰深。这是因为教科书中对脉诊的描述单纯而典型，而临床中所面对的疾病情况复杂多变，轻重各异。因此不可"照本宣科"、思维固化，不能在临床中对教科书中的脉诊内容生搬硬套,而应在掌握典型脉象的诊断内容基础上,结合临证中患者的实际情况进行巩固、深化,甚至反思、质疑,并以最终的疗效为诊断辨证的评判标准。在此举笔者临证为例。

《金匮要略·血痹虚劳病脉证并治》中"夫男子平人,脉大为劳,极虚亦为劳",教材《金匮要略讲义》解释为"脉大是大而无力,为有形于外,不足于内的现象,阴虚阳浮者多见此脉"。笔者多年临证体会,认为上述解释值得商榷。如临床中所见许多贫血患者,按中医辨证属肾阴亏损、阴虚阳浮的虚劳病例,其脉象常见大脉(多兼数),且往往有力。随着症状好转,血红蛋白的升高,脉象的形逐渐由大"缩"至正常,脉力从有力"消"至和缓。从中医理论角度阐释,基于阴虚阳浮之大脉,一般情况下应该是有力的,至少不应无力。正常脉象的脉力适度,是阴阳平衡、阴阳相互制约的结果。当阴虚积损成劳时,阴对阳的平抑作用明显削弱,使阳气鸱张浮躁,故而脉象除其形变大之外,脉力并不比正常脉弱小,而应是更加有力。仲景以"脉大"和(脉)"极虚"相对应,前者不言其虚,但彰脉大,推测仲景本意恐怕正在于提醒医者:不论是脉大(而有力)之实脉,还是脉极虚(弱细微)之虚脉,都是虚劳的寻常脉象,不必惊诧。

三、回归辨证,取舍谨慎

脉诊可以较为准确地诊断出一些特定的疾病,如子宫肌瘤患者脉象沉、细、涩并见,寸关尺皆沉,尺脉尤甚;月经来潮初期脉滑较甚,后期脉滑不显。但不能因此就以"专病专脉"武断对待,还需要四诊合参。对于肾病,许多患者无明显不适主诉,即所谓"寡症",脉诊的重要性尤为突出,此时正确的脉象对于病位、病性的诊断有较高的参考价值。

如笔者早年诊治一糖尿病肾病早期的蛋白尿患者,问诊仅诉口干,望诊见其形体壮实,闻其语声高,言语缓慢,脉洪。《素问·玉机真脏论》:"夏脉者心也,南方火也,万物之所以盛长也,故其气来盛去衰,故曰钩,反此者病。"钩脉即洪脉。时值秋日,非心之主气,而其脉洪,故辨为心经血热,予重用生地、栀子清心火,1个月后尿蛋白基本正常。

目前中医临证中常提到"脉症不符"的问题。首先仍是临床医生自身提高脉诊水平,如脉象谬误而辨证治疗,怎么能奏效?如出现脉象与症状所指向证候差别较大时,不可轻易取舍,可通过初步判断的辨证进行验证性治疗,在过程中密切观察脉、症的动态变化,再决定进一步的证治方向。其次,还需牢记"大实有羸状……至虚有盛候"、真寒假热等可能反映病证危重或极端的指征,抓住疾病本质。

肾病患者存在一些可能干扰脉象的疾病因素,脉诊时需注意变通。如高度水肿的患者,肢体浮肿明显,尽量采用重取法以求真。使用动静脉内瘘进行血液透析的患者,造瘘肢脉象偏差较大,可将非造瘘肢寸口脉与人迎、趺阳脉象结合进行综合分析。脉象还可能受到一些疾病以外的因素影响,临证中应结合望、问诊,细致观察,具体分析。如饱食、饮水、静脉输液、运动、情绪激动后会有脉象改变,不同时间脉象也略有不同,故实际应用时应结合其他症状再行辨证论治,并尽量减少可能的干扰因素。

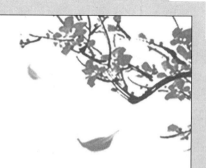

下篇　病案实录

1. 本书主要收录了近 5 年的临床病案,基本反映了笔者近年来对肾病诊治的思路和经验。

2. 所收录病案均有明确的西医诊断、较详尽的病史及辅助检查,这样的病案才具有较大参考价值。

3. 方药组成及其加减是中医病案最重要的部分,务求详细,虽然在复诊时略作加减,但也未做大量删减,尽量保持原汁原味。

4. 由于诊务繁忙,仍有部分病案记载不全,但是不会影响对病案的理解。凡因记载不全影响理解的病案,本书一概未收载。

5. 所用口服中药剂型随患者需求而开,或是水煎剂,或是配方颗粒,无特殊意义。

6. 由于患者就诊的时间间隔比较长,尤其是外地患者,甚至可达数月,病案中所开中药剂数未必是患者真实所服剂数,一般患者会自行按原方再取药,服用至就诊前。慢性肾病治疗周期多数比较长,数月至数年不等,其间患者停药十天半月也是可以理解的。

7. 笔者临证中所治杂病不少,疗效尚可观。本书虽主要探讨肾病,但也收集了数例杂病,是一己之得。

8. 病案中涉及的主要辅助检查项目名称缩略词如下:

（1）尿常规:尿酸碱度(pH),尿比重(SG),尿潜血(BLD),尿蛋白(PRO),白细胞(WBC),红细胞(RBC),尿潜血(ERY)。

（2）血常规:白细胞总数(WBC),中性粒细胞计数(NEUT),中性粒细胞百分比(N%),红细胞计数(RBC),血红蛋白(HGB),红细胞比积(HCT),血小板计数(PLT)。

（3）生化检查:尿素氮(BUN),肌酐(CRE),血糖(GLU),尿酸(UA),白蛋白(ALB),糖化血红蛋白(HbA1C),天门冬氨酸氨基转移酶(AST),丙氨酸氨基转移酶(ALT),总胆固醇(CHO),甘油三酯(TG),低密度脂蛋白胆固醇(LDL),高密度脂蛋白胆固醇(HDL),谷氨酰转肽酶(GGT)。

（4）其他:24 小时尿蛋白定量(24hUpro),尿微量白蛋白(U-MAL),β_2-微球蛋白(β_2-MG),内生肌酐清除率(Ccr)。

第一章　慢性肾小球肾炎

慢性肾小球肾炎简称慢性肾炎,系指以蛋白尿、血尿、高血压、水肿为基本临床表现,起病方式各不相同,病情迁延,病变缓慢进展,可有不同程度的肾功能减退,最终发展为慢性肾衰竭的一组肾小球疾病。由于本组疾病的病理类型及病期不同,主要临床表现各不相同,疾病表现呈多样化。

慢性肾炎起始因素多为免疫介导炎症,导致病程慢性化的机制除免疫因素外,非免疫非炎症因素也起着重要作用。如有效滤过面积减少、残余肾小球滤过压升高、肾缺血、各种细胞因子释放,以及肾小管中蛋白质成分增高造成的毒性作用。最终导致肾小球硬化和慢性肾间质纤维化。

目前由于肾穿刺活检技术的普及和成熟,一般蛋白尿大于0.5g/24h 的患者都建议肾穿刺,明确病理类型,指导治疗,判断预后。常见的病理类型包括:系膜增生性肾小球肾炎、膜性肾病、局灶节段性肾小球硬化、系膜毛细血管性肾小球肾炎、增生硬化性肾小球肾炎等。

当病理类型明确,可按照不同病理类型的肾小球疾病病因病机诊治,临床表现为慢性肾小球肾炎者,也可参照此病因病机诊治。患者未能以肾穿刺明确病理类型,若临床考虑原发性肾小球疾病,仍按照慢性肾小球肾炎诊断和治疗。临床表现为无症状血尿和 / 或蛋白尿的患者,其病因病机与该病基本一致,可参照诊治。

慢性肾小球肾炎的病理类型和病期不同,临床表现复杂多样,基本涵盖了所有的原发性肾小球疾病,所以本病的诊治可以看作

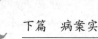
原发性肾小球疾病诊治的总论和基本原则。现分述如下。

一、病机探讨

慢性肾小球肾炎患者除表现为血尿、蛋白尿、水肿、高血压外，部分患者可有乏力、腰酸、食欲下降等，也有很大一部分患者可以没有明显的临床症状，但是也有部分患者同时伴有其他疾病，加上心理、精神负担较重，自觉症状繁多。另外，如前所述，慢性肾小球肾炎的病理类型和病期不同，表现多样，所以本病病机复杂多变，临床诊治当随证处理。

慢性肾小球肾炎的基本病机为本虚标实，本虚主要是脾肾亏虚，脾虚以脾气虚为主，肾虚以肾阴虚为要；标实主要是风邪和热邪，可兼有湿浊和瘀血。脾为后天之本，肾为先天之本，脾肾亏虚，精微失于固摄，表现为蛋白尿、乏力、腰酸等；风邪入肾，扰动肾脏封藏之职，精微外泄，也可表现为蛋白尿；很多患者可因呼吸道感染、泌尿系感染、肠道感染等病情加重，这主要是风热之邪循经入肾而致，亦可合并有湿邪等。

二、临证求索

1. 补脾肾，治之本

肾为先天之本，脾为后天之本，脾肾之气充盛，功能正常，则脾肾互相滋养，人体功能协调，"正气存内，邪不可干"，不易发生肾炎。若脾肾出现亏虚，肾脏失于固摄，脾脏失于运化，外邪易于侵袭，最终导致精微外泄，出现血尿蛋白尿，发生肾炎。

前人根据不同脏腑的虚衰和气血阴阳的不同，按照传统中医理论分为脾肾气虚、肺脾气虚、肝肾阴虚、脾肾阳虚、气阴两虚、阴阳两虚等不同类型。但是根据笔者经验，由于肾炎患者往往临床

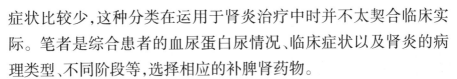

症状比较少,这种分类在运用于肾炎治疗中时并不太契合临床实际。笔者是综合患者的血尿蛋白尿情况、临床症状以及肾炎的病理类型、不同阶段等,选择相应的补脾肾药物。

补肾的药物主要包括:补肾之元气的生黄芪;平补肾的牛膝、杜仲、川断、桑寄生等,兼有祛风除湿、强腰膝之功;补肾阴的生地、山萸肉、女贞子、龟甲、枸杞子等;补肾阳的菟丝子、仙灵脾、巴戟天等。健脾的药物主要是党参、太子参和白术等。

2. 重风邪,分浅深

风邪贯穿肾炎发生发展的整个过程,是肾炎的病机中最重要的病理因素之一。一方面,肾炎往往是外感风邪后发病,或者外感风邪后病情加重,外感风邪在于咽喉、肺、上焦,是为表浅,相对容易治疗。可根据具体情况选用荆芥、防风、僵蚕、蝉蜕、牛蒡子、薄荷、菊花、金银花、连翘等。另一方面,肾炎之所以缠绵难愈,是因为表浅的风邪循经入肾,留滞不去,扰动肾脏正常生理功能,最终也会伤及肾脏元气,产生热、湿、瘀等多种病理因素。这种留滞于内的风邪相对而言,是为里,是为深,不是一般的疏散外风药可以祛除的。根据笔者经验,常选用青风藤、穿山龙、海风藤等药物,这些药物往往兼具除湿活血之功效,现代药理研究证实其有免疫抑制、免疫调节等作用。

3. 清热邪,别三焦

热邪是慢性肾炎发生发展过程中又一重要的病理因素,一方面是外感的热邪,另一方面是肾病发展过程中产生的火热之邪,兼夹着风邪、湿邪,表现为风热和湿热,导致慢性肾炎的发生及进展。

就部位而言,热邪可分成上、中、下三焦的不同:

上焦:主要是指颜面部诸窍及肺。耳是肾之窍;齿为骨之余,肾主骨;咽喉有足少阴肾经的循行;肺与肾是金水相生的关系,所以上焦耳、齿、咽喉以及肺的热邪可以导致肾脏的病变。常见的如中耳炎、牙龈炎、咽喉炎、呼吸道感染等,无论急性慢性,往往表现为红肿热痛,是为热邪,兼夹有风、湿等。通过清热疏风、清热利湿等治疗,可以达到治疗肾炎的目的。如中耳炎常可选用龙胆泻肝汤,牙龈炎常可选用清胃散,咽喉炎可选用升降散,呼吸道感染可选用银翘散等治疗。

中焦:主要是指脾胃而言。表现为心下痞、纳差、口苦、反酸、恶心、胃中嘈杂、胃痛,以及舌苔黄腻等,往往是湿热的表现多见,同时容易合并脾胃亏虚之象。可选用半夏泻心汤之类的方剂加减治疗。中焦运化正常,生化有源,先天之肾才能得到后天的滋养,才能恢复肾脏的元气。

下焦:主要是指膀胱和大肠。膀胱湿热,表现为尿频、尿急、尿痛、尿道不适、尿不尽等,可选用八正散、白茅根、白花蛇舌草等清热利湿的药物。膀胱和肾相表里,肾司二便,膀胱湿热祛除,肾炎也可随之好转。大肠湿热,表现为腹泻、腹痛、大便黏滞不爽、里急后重、肛门灼热等,可选用葛根芩连汤等治疗。肾司二便,大肠湿热祛除,肾炎也可随之好转。

4. 顾中焦,法东垣

胃主受纳、腐熟水谷,脾主运化,为后天之本,脾胃功能正常,升降有序,水谷得以腐熟运化,就可以化为精微,先天肾脏便可得到滋养,肾脏元气得以恢复,肾炎可以好转。

若脾胃亏虚,表现为纳呆、腹胀、呕恶,可用香砂六君子汤加减治疗;表现为腹泻、便溏,可选用参苓白术散加减治疗;兼夹有湿热中阻,表现为心下痞、口苦、反酸等,可用半夏泻心汤加减治疗。

但是如患者中焦有问题,往往对于药物的腐熟运化功能也存在问题,遵从李东垣的药物用量,用量偏小,一般每味药在 3~6g。同时中焦病变,除上面所列比较单纯的情况外,往往是寒热虚实夹杂,可选用东垣升阳益胃汤、中满分消丸等加减治疗,其实也是上面诸法的综合运用。

5. 量水湿,看轻重

肾主水,水液的代谢有赖于肾脏气化功能,慢性肾炎时肾脏气化异常,可导致水液代谢紊乱,出现水湿之邪内停。如果出现下肢或颜面部的水肿,一般认为是水湿,可选用五皮散加减,但是药量要重,如茯苓皮、冬瓜皮、赤小豆等可用至 30~60g;若出现纳呆、呕恶、口中黏腻、肌酐、尿素氮的升高,一般认为是湿浊,可选用胃苓汤;如湿与热合,表现为湿热,可参考前文"热邪分三焦"的治疗。

6. 辨病机,勿拘泥

慢性肾炎临床表现复杂多变,病情轻重不一,在诊治过程中,当认识到基本病机的重要性,但是临证用药不能拘泥于基本病机。根据辨病辨证相结合的原则,既要认识到病的重要性,同时也要认识到传统四诊合参中医辨证的重要性。

（1）慢性肾炎的病期不同,蛋白尿多少不同,需要在基本病机基础上,根据情况参照其他疾病病机诊治。如患者蛋白尿较多,或合并水肿,但是未达到肾病综合征诊断者,可以参照肾病综合征诊治;如患者已出现肌酐升高,表现为肾功能不全,可以参照慢性肾功能不全诊治。

（2）同样表现为慢性肾炎的患者,如果病理类型不同,其病机是有一定差异的。如膜性肾病的病机往往以虚证多见;而 IgA 肾病的热邪往往可以是主导因素。所以如果病理类型不明确的慢性肾炎患者,可以根据已有临床资料来推测可能的病理类型,并参照治疗。

（3）部分慢性肾炎患者同时伴有其他疾病,或者心理、精神负担较重,自觉症状繁多,这时很难说根据临床症状、体征所辨的证候反映了慢性肾炎的病机。临床诊治时可以根据中医传统四诊合参进行辨证论治,同时参照慢性肾炎基本病机。

三、验案举隅

病案1

高某,男,33岁。

初诊时间:2015年12月16日。

主诉:发现尿潜血、尿蛋白3个月。

现病史:患者3个月前于当地医院体检时发现尿潜血(+++)、尿蛋白(+++),后于北京大学第一医院查尿常规:ERY(+++),PRO(++++);24hUpro 1.57g(尿量1 825ml);免疫:IgA 3.88g/L(0.69~3.82g/L);抗核抗体:阳性。未行肾穿检查。予口服氯沙坦钾100mg,每日1次,以及金水宝胶囊治疗,后自行停服金水宝胶囊。2个月前复查尿常规:ERY(+++),PRO(+++);24hUpro 0.85g(尿量1 600ml)。1个月前复查尿常规:ERY(++),PRO(+++);24hUpro 0.52g(尿量1 530ml)。来诊时见:双下肢沉重,无水肿,眠差,纳可,小便时不适感,尿中泡沫,夜尿两次。舌质黯红,苔薄白,脉沉滑弱。

既往史:既往体健。

辅助检查:2015年12月13日尿常规:ERY(++),PRO(++)。

中医诊断:尿浊(脾肾亏虚,风热内扰)。

西医诊断:慢性肾小球肾炎。

治法:健脾益肾,清热祛风。

处方:生地20g　　山萸肉10g　　山药15g　　菟丝子15g
　　　怀牛膝20g　　党参10g　　金银花10g　　桔梗6g
　　　鱼腥草10g　　白茅根10g　　青风藤10g　　白花蛇舌草30g
　　　知母10g

30剂,配方颗粒,冲服,日1剂。

二诊:2016年1月21日。

自诉觉咽部不适,干痒,易咳。舌质黯,舌边尖红,苔薄白,脉

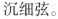

沉细弦。

守首诊方加玄参 15g。30 剂,配方颗粒,冲服,日 1 剂。

三诊:2016 年 2 月 25 日。

自诉肛门不适。舌边红,苔薄白,脉沉细弦。辅助检查:2016 年 2 月 25 日 24hUpro 0.22g(尿量不详);尿常规:RBC(+),PRO(-)。

守首诊方加玄参 18g,青果 6g,芦根 20g。30 剂,配方颗粒,冲服,日 1 剂。

四诊:2016 年 4 月 13 日。

自诉有时感冒。舌偏红,苔薄白,脉沉细。辅助检查:2016 年 4 月 13 日 24hUpro 0.15g(尿量不详)。

守首诊方加玄参 18g,青果 6g,玉蝴蝶 3g,芡实 10g。30 剂,配方颗粒,冲服,日 1 剂。

五诊:2016 年 6 月 23 日。

有口气,舌质黯,尖红,苔薄白,脉沉细。辅助检查:2016 年 6 月 23 日 24hUpro 0.29g(尿量不详)。

守首诊方加茵陈 20g,黄芩 6g,玄参 6g,青果 3g,玉蝴蝶 3g,芡实 10g。30 剂,配方颗粒,冲服,日 1 剂。

六诊:2016 年 8 月 11 日。

口气较前好转,舌质黯,苔薄白,脉沉细。辅助检查:2016 年 8 月 11 日 24hUpro 0.07g(尿量不详)。

守首诊方加茵陈 30g,黄芩 6g,玄参 6g,青果 3g,玉蝴蝶 3g,芡实 10g,生白术 15g。30 剂,配方颗粒,冲服,日 1 剂。

七诊:2016 年 12 月 13 日。

自诉觉口干。舌质黯红,苔薄白,脉沉细。辅助检查:2016 年 12 月 13 日 24hUpro 0.21g(尿量不详)。

守首诊方加茵陈 20g,黄芩 4g,玄参 6g,青果 3g,玉蝴蝶 3g,女贞子 6g。30 剂,配方颗粒,冲服,日 1 剂。

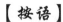
【按语】

本例患者临床以血尿、蛋白尿为主,临床表现为下肢沉重,小便时不适感,尿中泡沫,而无水肿、高血压表现,考虑为慢性肾小球肾炎。根据辨病辨证相结合的原则,本案以辨病为主,结合慢性肾炎病机和患者症状及舌脉,辨证考虑为脾肾亏虚,风热内扰。脾肾亏虚,失于固摄;风热袭肾,留滞不去,肾气扰动,导致精气外泄,外泄之精血随小便而出,则出现血尿、蛋白尿表现,并且病情迁延不愈。

治疗时给予生地、山萸肉、山药、菟丝子、怀牛膝、党参健脾益肾,扶正固本,青风藤祛深入之风邪,这两者是本病治疗的关键所在。结合患者临床表现,标证的治疗也非常重要。小便时不适感是湿热之邪蕴结膀胱而致,选用鱼腥草、白茅根、白花蛇舌草清热利湿;咽部不适、干痒、易咳等是风热之邪犯于上焦,选用金银花、桔梗、知母、玄参、青果、芦根、玉蝴蝶等清热利咽祛风;口气是热邪蕴于中焦,选用茵陈、黄芩清热。慢性肾炎患者病情迁延,治疗过程往往比较长。认准病机后需要守方,同时根据标证的变化,随证加减。

病案2

毛某,男,45岁。

初诊时间:2015年11月10日。

主诉:发现血尿、蛋白尿4年,血肌酐升高1个月。

现病史:患者4年前体检发现血尿(+),24hUpro 0.87g(尿量不详),未予重视。1个月前因左侧肢体活动不利就诊于外院,发现血尿、蛋白尿持续阳性,血肌酐升高,CRE 119μmol/L,予金水宝胶囊、缬沙坦等药物治疗。来诊时见:左下肢酸软无力,余无明显不适,纳、眠可,小便量可,泡沫多,大便成形,每日2次。舌质尖红,苔薄白,脉沉细。

既往史:高脂血症病史 5 年,脂肪肝病史 5 年,高尿酸血症病史 5 年,血压升高 1 年。

辅助检查:2015 年 9 月 27 日,尿常规:pH 5.6,SG 1.020,BLD(+),PRO(+);生化检查:CRE 119μmol/L,BUN 6.10mmol/L,UA 514μmol/L。

中医诊断:尿浊(脾肾亏虚,风邪入肾)。

西医诊断:①慢性肾小球肾炎,慢性肾功能不全代偿期,肾性高血压;②高脂血症;③高尿酸血症;④脂肪肝。

治法:健脾益肾祛风。

处方:生黄芪 30g　　太子参 20g　　桑寄生 20g　　杜仲 20g
　　　鸡血藤 30g　　穿山龙 30g　　豨莶草 30g　　青风藤 20g
　　　生地 15g　　　山萸肉 15g　　山药 15g　　　白术 10g
14 剂,配方颗粒,冲服,日 1 剂。

二诊:2015 年 12 月 1 日。

患者体力较前好转,余无明显不适。辅助检查:CRE 132μmol/L。

守上方加土茯苓 30g,丹参 20g。14 剂,配方颗粒,冲服,日 1 剂。

三诊:2015 年 12 月 10 日。

患者咽不适,余自觉无明显不适。舌质淡红,苔薄白,脉沉细。

守首诊方加土茯苓 30g,丹参 20g,青果 6g,金银花 15g,黄芩 6g。14 剂,配方颗粒,冲服,日 1 剂。

四诊:2016 年 4 月 5 日。

患者自觉无明显不适。舌质淡红,苔薄白,脉沉细。

守首诊方加土茯苓 30g,丹参 20g,青果 6g,金银花 15g,黄芩 6g,萆薢 10g。14 剂,配方颗粒,冲服,日 1 剂。

五诊:2016 年 6 月 28 日。

患者下肢酸软无力。舌质淡红,苔薄白,脉沉细。辅助检查:UA 424μmol/L,CRE 100μmol/L;24hUpro 0.08g(尿量不详)。

守首诊方加土茯苓 40g,丹参 20g,青果 6g,金银花 10g,黄芩

6g,萆薢 20g。14 剂,配方颗粒,冲服,日 1 剂。

六诊:2016 年 7 月 26 日。

患者自觉无明显不适,夜尿 2 次。舌质淡红,苔薄白,脉沉细弦。

守首诊方加土茯苓 60g,丹参 20g,青果 6g,黄芩 6g,萆薢 20g。14 剂,配方颗粒,冲服,日 1 剂。

【按语】

本案患者有血尿、蛋白尿、高血压、肌酐升高,"慢性肾炎"诊断明确。由于肌酐已经升高,所以"慢性肾功能不全"诊断也成立。患者来诊时除尿常规、生化检查存在异常外,自觉症状仅左下肢酸软无力、泡沫尿,加上舌脉,可以参考辨证。根据辨病辨证相结合及"寡症"的辨证方法,本案主要从慢性肾炎的病机考虑。辨证属于脾肾亏虚,风邪入肾。用药方面,以太子参、白术、山药健脾益气,生黄芪大补肾中元气,桑寄生、杜仲、生地、山萸肉、山药补肾,加鸡血藤、穿山龙、豨莶草、青风藤祛风。这种治法基本上可以看做这类疾病治疗的基本思路。在之后的数次就诊中,在此方基础上,根据尿酸的升高加土茯苓、萆薢除湿降浊、降尿酸,这是目前临床上的成法;根据肌酐升高,考虑存在瘀血,加丹参活血;考虑咽部不适,加用清热利咽药物,可治疗和预防上呼吸道感染,避免病情加重。经过治疗,患者病情相对稳定,尿蛋白减少,肌酐下降。但是本病的治疗是一个长期的过程,需要继续用药,长期随访。

病案 3

赵某,女,55 岁。

初诊时间:2015 年 11 月 26 日。

主诉:发现蛋白尿 5 个月余。

现病史:患者 5 个月前无明显诱因出现尿中泡沫、尿痛、尿热,于外院查尿常规示蛋白质(+++),镜检红细胞不详,镜检白细胞不详,24hUpro 0.6g(尿量不详),泌尿系B超正常,诊断为"尿路感染",给予抗感染治疗,尿痛、尿热好转,仍有尿中泡沫。之后间断复查尿常规提示尿蛋白(+)~(++),24hUpro 最高 1.84g(尿量不详)。为求系统治疗于 2015 年 11 月在北京中医药大学东方医院住院治疗。入院时患者尿中大量泡沫,无肉眼血尿,尿痛,尿热,无尿频,小腹隐痛,口干、口苦,时有畏寒,无发热。查尿常规:PRO 1.5g/L,BLD(+),WBC 30~40 个/HP,RBC 6~8 个/HP。24hUpro 1.3g(尿量 1 500ml);CRE 50.3μmol/L;BP 140/70mmHg。考虑为"慢性肾炎综合征""尿路感染",予控制感染,降压利尿,降尿蛋白,护肾治疗后,患者病情好转,复查 24hUpro 2.87g(尿量 2 500ml)。患者拒绝行肾病理活检,遂出院,出院后开始规律门诊治疗。来诊时见:尿中泡沫,无尿急、尿痛,无肉眼血尿,口干、口苦,畏寒,纳可,眠差,小便色黄,大便调。舌边尖红,苔薄白,脉略沉细弦。

既往史:有高血压病史,最高可达 180/100mmHg,规律服用缬沙坦胶囊 160mg,每日 1 次,控制血压,血压可控制在 120~130/80~90mmHg。

中医诊断:尿浊(脾肾亏虚,风湿热内蕴)。

西医诊断:①慢性肾小球肾炎;②高血压 3 级,极高危组。

治法:补益脾肾,清热祛风利湿。

处方:生黄芪 60g　　桑寄生 20g　　牛膝 20g　　　太子参 15g
　　　白术 20g　　　穿山龙 30g　　豨莶草 30g　　黄芩 6g
　　　知母 15g　　　鱼腥草 15g　　白花蛇舌草 15g

14 剂,配方颗粒,冲服,日 1 剂。

二诊:2015 年 12 月 10 日。

自觉无明显不适。舌质淡红,苔薄白,脉沉细弦。

守首诊方加仙鹤草 30g。14 剂,配方颗粒,冲服,日 1 剂。

三诊:2015 年 12 月 24 日。

自觉有时恶心。舌质边尖红,苔薄白,脉弦。

守首诊方去鱼腥草,改白花蛇舌草为50g,加怀牛膝30g,鸡内金10g,生麦芽10g,枳壳10g。14剂,配方颗粒,冲服,日1剂。

之后患者从四诊至十一诊,病情基本无变化,有时可出现尿痛、尿热等尿路不适症状,但不严重,治疗基本以三诊方加减。2016年3月29日复查尿蛋白24hUpro 0.68g(尿量1 300ml)。

十二诊:2016年4月28日。

尿痛、尿热,小腹隐痛,无尿频,口干、口苦,有时反酸、烧心。舌边尖红,苔薄白,脉弦滑。24hUpro 1.16g(尿量2 000ml)。

处方:吴茱萸1g 黄连6g 金钱草60g 三七粉6g

鱼腥草60g 牛膝30g 白术20g 枳实15g

金银花20g 白茅根15g 白花蛇舌草60g

14剂,配方颗粒,冲服,日1剂。

十三诊:2016年5月17日。

自觉上述症状缓解,咽部不适感。舌尖红,苔薄白,脉略弦。辅助检查:24hUpro 0.61g(尿量2 400ml)。

守2016年4月28日方加穿山龙30g,鸡血藤30g,豨莶草30g,青风藤20g,玄参20g,青果6g,桔梗6g。14剂,配方颗粒,冲服,日1剂。

之后患者继续以十三诊方加减治疗至2016年12月,未再发作尿道不适症状,复查24hUpro在0.2~0.5g。

【按语】

本案患者开始以尿痛、尿热等尿路刺激症状为表现,体检发现蛋白尿,尿路感染存在,给予抗感染治疗后仍有尿蛋白,故考虑"慢性肾小球肾炎"。在整个治疗过程中患者反复出现尿热、尿痛等尿路刺激症状,这是本案的特点,也是治疗的关键点。

首诊时根据辨证辨病相结合的原则,结合慢性肾炎的病机及临床症状,辨证考虑"脾肾亏虚,风湿热内蕴"。给予生黄芪、桑寄生、牛膝、太子参、白术健脾益肾,穿山龙、豨莶草祛深入之风邪,黄芩、鱼腥草、白花蛇舌草清热利湿。之后患者出现恶心,给予减去鱼腥草,白花蛇舌草加量,加用消食理气之药。患者经这一阶段治疗,有时仍有尿痛、尿热等症状出现,但尿蛋白减少,治疗有效。

到十二诊时,患者尿痛、尿热,小腹隐痛,24小时尿蛋白增加,考虑患者风湿热的邪实病机突出,改用以清热利湿祛风为主,健脾益肾为辅的治疗。以鱼腥草、金银花、白茅根、白花蛇舌草及金钱草清热利湿,用量大;牛膝、枳术丸(白术、枳实)扶正;左金丸及金钱草对症治疗反酸、烧心。之后加入穿山龙、豨莶草、青风藤祛风,清热利咽对症处理咽部症状。患者尿蛋白持续减少,尿路不适症状未再出现。总共治疗一年余,24小时尿蛋白定量稳定在0.2~0.5g。

病案4

李某,男,51岁。

初诊时间:2012年8月8日。

主诉:发现蛋白尿3年。

现病史:患者2009年发现尿中有泡沫,查尿常规:PRO(+++),24hUpro 1.33g(尿量不详),肾功能正常,BP 130/90mmHg,无水肿,于外院诊断为"慢性肾炎",未行肾穿,给予雷公藤多苷及降压治疗,后反复查尿常规PRO(+)~(++)。2011年10月查24hUpro 0.95g(尿量不详),未曾出现水肿。来诊时见:自觉无明显不适,尿沫不多,纳可,可吃凉,大便日1次,舌淡红略黯,苔薄白,脉弦滑。测BP 120/80mmHg。

既往史:高血压3年,规律口服替米沙坦40mg,每日1次,血压控制尚可。

辅助检查:2012年7月30日查尿常规:SG 1.015,pH 7.0,PRO

(++),ERY(-),RBC 0.70 个 /HP;肝肾功能:GGT 60U/L(5~58U/L),
CRE 75.90μmol/L,UA 488.0μmol/L。

中医诊断:尿浊(肾虚,风邪入肾)。

西医诊断:慢性肾小球肾炎,肾性高血压。

治法:补肾祛风。

处方:生黄芪 60g　牛膝 20g　　穿山龙 30g　青风藤 30g

　　　知母 15g

　　　30 剂,配方颗粒,冲服,日 1 剂。

　　　厄贝沙坦 150mg,每日 1 次,口服。

此后从二诊至八诊处方基本守首诊方对症加减,24 小时尿蛋白定量在 1g 左右,效果不显。

九诊:2014 年 4 月 16 日。

患者自觉无明显不适。舌质黯,苔薄白,脉沉细滑。24hUpro 1.003g(尿量不详)。

治法:补肾固摄。

处方:山萸肉 50g　知母 20g　　牡丹皮 10g　生地 20g

　　　杜仲 20g　　丹参 20g　　佛手 6g

　　　14 剂,配方颗粒,冲服,日 1 剂。

十诊:2014 年 7 月 27 日。

自觉无明显不适。舌质黯,苔薄白,脉弦滑。24hUpro 0.968g (尿量不详)。

处方:守九诊方调整药量。

　　　山萸肉 70g　知母 30g　　牡丹皮 15g　生地 25g

　　　杜仲 25g　　丹参 25g　　佛手 6g

　　　14 剂,配方颗粒,冲服,日 1 剂。

十一诊:2014 年 11 月 13 日。

空腹服药后肠鸣,自觉其他无明显不适。舌质黯,苔薄白。脉沉弦滑。24hUpro 0.704g(尿量不详)。

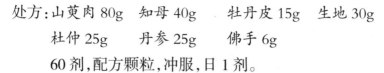

处方:山茱肉 80g　知母 40g　　牡丹皮 15g　生地 30g

杜仲 25g　　丹参 25g　　佛手 6g

60 剂,配方颗粒,冲服,日 1 剂。

十二诊:2015 年 2 月 5 日。

患者自觉无明显不适,纳、眠可,二便调。舌淡红,苔薄白,脉沉细。尿常规:PRO(++);24hUpro 0.63g(尿量 2 150ml)。UA 446.1μmol/L。

守上方,加青果 6g。60 剂,配方颗粒,冲服,日 1 剂。

十三诊:2015 年 8 月 6 日。

患者自觉无明显不适。舌淡黯,苔薄白,脉沉弦滑有力。尿常规:(-);24hUpro 525mg(尿量 1 750ml);肝肾功能:ALT 15U/L,AST 18U/L,CRE 68.9μmol/L,UA 451.40μmol/L。

2015 年 4 月 14 日查:尿常规:PRO(+);24hUpro 861mg(尿量 2 180ml);肝肾功能:CRE 78.7μmol/L,UA 483μmol/L。

2015 年 6 月 17 日查:尿常规:PRO(+);24hUpro 764.4mg(尿量 1 960ml);肝肾功能:CRE 75.2μmol/L,UA 485μmol/L。

处方:山茱肉 60g　知母 90g　　牡丹皮 15g　地骨皮 10g

胡黄连 1g　　炒白术 10g　黄连 3g　　　炒薏苡仁 15g

60 剂,配方颗粒,冲服,日 1 剂。

苯溴马隆 50mg,每日 1 次,口服。

十四诊:2016 年 2 月 16 日。

偶尔心悸,无其他无明显不适。舌质淡红,苔薄白。脉沉细。

守 2015 年 8 月 6 日方加天麻 3g。60 剂,配方颗粒,冲服,日 1 剂。

十五诊:2016 年 7 月 26 日。

患者自觉无明显不适。舌质淡红,苔薄白,脉弦滑有力。24Upro 426mg(尿量不详);尿常规:PRO(+)。

守 2015 年 8 月 6 日方,加丹参 10g。60 剂,颗粒,冲服,日 1 剂。

【按语】

本案治疗过程非常长,患者的信任和支持才给笔者这么长时间的运用机会和思考。本案的效果不能说显著,诊治过程也不能说高明,但是通过本案长时间的治疗给了笔者很多的思考和启示。患者中年男性,蛋白尿、高血压,慢性肾炎诊断明确。仅有化验检查的异常,基本没有临床症状,这是很多慢性肾炎的特点。根据"寡症"时的辨证方法,这样的患者主要根据病的病机来考虑。同时根据患者年龄、临床特点,病理是膜性肾病的可能性较大。首诊时给予补肾祛风法治疗,药用生黄芪为主大补肾中元气,加用其他补肾药及祛风药。治疗近2年,没有任何疗效。转变思路,给予重用山萸肉为主的治疗,量用50~80g,根据经验能够减少蛋白尿。重用山萸肉的副作用是导致上火,包括咽喉肿痛、牙龈肿痛等。可选用牡丹皮、知母、地骨皮等佐制。另外,还加入生地、杜仲等补肾,佛手、白术等顾护中焦。用药时间也持续2年多,蛋白尿减少,24小时尿蛋白定量都在1g以下,最后1次已经小于0.5g,取得了一定疗效。但是值得进一步思考的是:山萸肉治疗慢性肾炎蛋白尿,什么情况下有效,什么情况下无效,尚不清楚。而且山萸肉价格比较贵,大量使用来治疗慢性肾炎,其性价比怎样,也是需要探讨的问题。

第二章　肾病综合征

肾病综合征是由多种病因引起，以肾小球基膜通透性增加为病理特点，表现为大量蛋白尿、低蛋白血症、高度水肿、高脂血症的一组临床症候群，可并发感染、血栓、急性肾衰竭、代谢紊乱等。肾病综合征分为原发性及继发性两大类，这里主要介绍原发性肾病综合征。其中，儿童原发性肾病综合征病理以微小病变肾病为主，中老年则以膜性肾病最为多见，故对于明确病理类型的患者可参照本书相应章节，按病理分型辨证论治。

肾病综合征预后的个体差异很大，部分患者可自行缓解，病理类型、临床症状及并发症的控制情况都有可能影响其预后。本病的治疗上，西药除利尿、抗凝、降压、降脂等对症治疗外，多采用单用激素和／或联合细胞毒类药物，临床有一定疗效，但副作用较大，停药后部分患者病情易反弹且多价格昂贵。

一、病机探讨

本病患者临床表现以水肿为主，可兼有乏力、尿中泡沫等症状。中医多按临床表现将本病归属"水肿""尿浊""虚劳"等病范畴，《素问·水热穴论》中有"其本在肾，其末在肺"，《素问·至真要大论》又指出"诸湿肿满，皆属于脾"，即水肿责之于肺脾肾三脏，而本病尤重脾肾。目前认为本虚标实，本虚责之脾肾，涉及肺、肝，标实主要责之风、热、湿、瘀。笔者认为本病病机为脾肾亏虚，风邪入肾。肾主水，脾主运化水湿，脾肾俱虚，则水气聚而成湿，水湿浸渍肌肤，形成水肿；风邪内袭，风水相搏，水湿溢于肌肤；风邪入肾，肾失封藏，致精微外泄。本病虚实夹杂,脾肾亏虚为本,治疗上重在补益脾肾,而风邪亦是导致本病的重要因素,因此也需注重祛风药的应用。

二、临证求索

1. 固护脾胃

脾为后天之本,脾虚则水湿不运,水湿泛溢则水肿,故治水必须固护中焦脾胃。脾主运化,本病脾肾亏虚为本,补益药剂量大则易滋腻,脾胃中焦运化得宜,亦可充分运化药力,发挥药效,配合陈皮、白术理气健脾,以防药物滋腻反伤脾胃。此外,对于使用激素及细胞毒药物的患者,脾胃功能易受影响,也应注重调理脾胃。

2. 攻补兼施

本病虚实夹杂,治以补脾益肾祛风,虽脾肾亏虚为本,风邪入肾为标,但也应视具体病例及兼夹证候有所侧重,不可拘泥。如脾虚明显者,以四君子汤补益中焦;湿热互结者,可加黄芩、黄连清热;久病成瘀,瘀水互结者,可稍加桃仁、泽兰等行血以利水;阳虚水泛者,以真武汤温阳利水则可取效,且真武汤除明显阴虚证或风水外,其他水肿皆可运用。

3. 合理清热

肾病往往由于外感诱发或加重,外邪入里化热者,可用金银花、防风等疏风清热。另外,本病西医多以糖皮质激素治疗,此类属阳热之品,易致内热,可用金银花、黄连、鱼腥草等清热,但清热药多苦寒,使用时应防止其损伤脾胃。

三、用药心得

1. 补肾益气药

生黄芪:味甘、性微温,益气、补肾、祛风之效。本病患者常有头晕气短、神疲乏力等气虚之症,《神农本草经》记载黄芪可以"补虚",《名医别录》指出黄芪可以"补丈夫虚损,五劳羸瘦……益气、利阴气",用黄芪补肾益气屡试不爽。黄芪治疗水肿首见于《金匮要略》,其言"风水,脉浮身重,汗出恶风者,防己黄芪汤主之",明确指出黄芪在此治疗水肿方中占有主导地位,后人据此用黄芪治疗水肿,屡屡奏效,黄芪治疗蛋白尿是中西医结合研究的结果,这无论是在实验研究还是临床实践中都得到了验证。

补气还可选用四君子汤(人参、白术、茯苓、炙甘草)用以补气,此方出自《太平惠民和剂局方》,用于治疗"荣卫气虚,脏腑怯弱"。清代名医费伯雄在《医方论》中指出此方"中正和平,为补方中之金科玉律"。对于脾气虚弱所致的水肿蛋白尿患者最为适宜。

2. 祛风药

笔者通过多年临证总结,认为本病正气亏虚,风邪乘虚入肾,开阖失职,精微外泄,强调风邪在本病的致病作用。常选青风藤、穿山龙等。在治疗本病时适当加用祛风药物不仅可以祛风除湿、宣通经络,还可改善体内免疫功能紊乱状态,促进痊愈。黄芪亦可以祛风,《神农本草经》记载黄芪:"治痈疽,久败疮,排脓止痛,大风癞疾,五痔,鼠瘘,补虚,小儿百病。"虽然后世对于"大风"一词的理解各有不同,但是黄芪治风是一定的看法。

3. 清热药

笔者在临床上常选用清热药物治疗肾病综合征,常用在以下情况:①咽痛、咽干、苔黄、脉滑的肺热患者;②使用激素后出现内热症状的患者;③大量使用黄芪治疗蛋白尿,使用清热药物可以佐制黄芪的温热之性。对于咽痛苔黄的患者,常选用牛蒡子、山豆根、金银花等药物;为制约黄芪的温热之性,仿张锡纯的升陷汤选用知母。

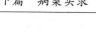

四、验案举隅

病案 1

胡某,男,39 岁。

初诊时间:2015 年 6 月 7 日。

主诉:发现蛋白尿伴双下肢水肿 2 年余。

现病史:患者 2 年余前无明显诱因出现双下肢轻度可凹性水肿,当地医院查尿常规示 PRO(+++)、镜下血尿;24hUpro 14.98g(尿量 1 650ml);生化检查示:ALB 22.2g/L,肾功能正常。予醋酸泼尼松口服联合环磷酰胺静脉滴注后水肿逐渐消失。激素减量至半量后再次出现水肿,伴肉眼血尿、左侧腰痛、轻度呼吸困难,于南京某医院查尿红细胞相位差示大量均一型红细胞;生化检查:ALB 26.7g/L,肾功能正常;凝血功能:D-二聚体升高;彩超:左侧肾脏偏大;CT:双侧肾静脉内血栓形成,两下肺动脉内血栓形成;抗 PLA$_2$R:阳性。予华法林抗凝,醋酸泼尼松联合他克莫司口服。复查尿蛋白未见缓解(具体不详),将他克莫司减量并加用雷公藤多苷,后因出现腹胀、厌食、贫血而停用雷公藤多苷,复查 24hUpro 14.55g(尿量不详),ALB 22.2g/L。改为醋酸泼尼松联合环孢素口服,2 个月后复查 24hUpro 11.25g(尿量不详),ALB 29.9g/L,血肌酐 112.9μmol/L。停用环孢素。来诊症见:无明显不适主诉,纳、眠可,尿中泡沫较多,大便不成形,日 1 次。舌淡红,苔薄白,脉弦滑。

既往史:既往体健。

中医诊断:尿浊(脾肾亏虚,风邪入肾)。

西医诊断:①肾病综合征,特发性膜性肾病可能性大;②肺栓塞;③肾静脉血栓;④肾功能不全。

治法:补肾健脾祛风。

处方:生黄芪 180g　　山萸肉 60g　　　杜仲 20g　　牛膝 20g

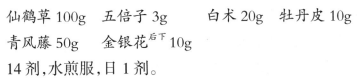

仙鹤草 100g　　五倍子 3g　　　白术 20g　　牡丹皮 10g

青风藤 50g　　金银花^{后下}10g

14 剂,水煎服,日 1 剂。

二诊:服用上方 14 剂后患者无明显不适,继服 14 剂,复查 24hUpro 6.15g(尿量不详),ALB 31.6g/L,血肌酐正常。舌淡红,苔薄白,脉弦滑。

上方加薏苡仁 20g,全蝎 3g,桔梗 6g,生黄芪加量至 200g。14 剂,水煎服,日 1 剂。

三诊:服用上方 14 剂后患者无明显不适,继服 1 个月后复查 24hUpro 2.04g(尿量 1 700ml),返回常住地医院门诊随诊。

【按语】

　　患者发病时以水肿、大量蛋白尿为主要表现,结合辅助检查,临床诊断为肾病综合征,并出现肾静脉血栓、肺栓塞并发症,因抗凝治疗未能行肾活检,而该患者特发性膜性肾病的特异性抗体——抗磷脂酶 A₂ 受体抗体阳性,无其他系统损害表现及继发性肾病证据,因此考虑原发性肾病综合征,特发性膜性肾病可能性大。本案患者使用糖皮质激素并先后联合多种免疫抑制剂,效果不佳,药物相关副作用突出,先后出现厌食、贫血、肾功能异常等。故转求助于中医药治疗。本患者来诊时无不适主诉,仅尿液检查提示大量蛋白尿,属于"寡症"的情况,须"以有测无",辨病辨证相结合,结合笔者诊治肾病综合征经验,立法益气补肾健脾。方中重用生黄芪,如前所述,是方中补肾君药;山萸肉味酸性微温,《雷公炮炙论》记载此药"壮元气,秘精";《医学衷中参西录》云"山茱萸,大能收敛元气,振作精神,固涩滑脱",因此本方中重用山萸肉,一为补肾气,二为收敛固脱以防精微漏出;仙鹤草别名脱力草,主治脱力劳伤,为益气佳品,且与方中山萸肉、五倍子均有收敛固涩之功,从而减少尿蛋白;补益肾气的同时祛风,方中青风藤、全蝎祛风通络,黄芪,山萸肉也兼有祛风功效,此谓:风邪得去则肾气得复,肾虚得补则风邪难入。

患者长期服用糖皮质激素及多种免疫抑制剂,药毒燥热损阴,且脾虚生湿,从阳而化,结合患者弦滑脉象,考虑存在湿热因素,因此予薏苡仁以助脾运湿,牡丹皮、金银花等清热,一方面制约山萸肉等药物热性,另一方面考虑到患者大量蛋白尿并长期使用免疫抑制类药物,免疫功能低下,容易出现感冒,不但可能导致严重感染,更可加重肾病病情,因此治以清热解毒,合用桔梗,以利咽保肺,有未病先防之意。因此本方以补益肾气、祛风等为主调,择选祛湿、清热之品,虽少但精,使虚得补而不滞涩,邪得祛而不伤正。

病案 2

王某,男,70 岁。

初诊时间:2011 年 7 月 19 日。

主诉:反复双下肢水肿 7 个月,加重 1 周。

现病史:7 个月前无明显诱因出现双下肢水肿,外院考虑为"肾病综合征",患者拒绝肾穿刺及激素治疗,未予重视。1 周前水肿加重,偶有喘憋,收入北京中医药大学东方医院住院治疗。入院查 24hUpro 6.57g(尿量不详),ALB 14.8g/L,肾功能正常。症见:双下肢肿胀,活动后偶有胸闷气短,夜间可平卧,纳少,尿中有泡沫,尿量减少,具体未测量。舌淡,苔厚腻,脉滑。

查体:双上肢重度水肿,腰骶及双下肢中度水肿,腹部微膨隆,叩诊移动性浊音阳性。

既往史:否认高血压、糖尿病、慢性肺病、冠心病等慢性疾病。

中医诊断:水肿(脾肾阳虚,风水相搏)。

西医诊断:肾病综合征。

治法:温肾健脾,祛风利水。

处方:熟附子^{先煎}90g　干姜 30g　　生姜 20g　　白芍 30g

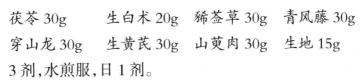

茯苓 30g　　生白术 20g　稀莶草 30g　青风藤 30g

穿山龙 30g　生黄芪 30g　山萸肉 30g　生地 15g

3 剂,水煎服,日 1 剂。

二诊:2011 年 7 月 22 日。

患者下肢肿胀减轻,仍重度水肿,自觉手足发凉,24 小时尿量 900ml。上方熟附子加至 120g,生黄芪加至 50g,山萸肉加至 50g,加鸡血藤 30g。4 剂,水煎服,日 1 剂。

三诊:2011 年 7 月 26 日。

仍纳差,尿量增至 1 100ml。体重较前下降 1kg。守上方,生黄芪加至 80g,生白术加至 40g,加芡实 30g、泽兰 10g。

【按语】

本案患者虽临床诊断为肾病综合征,但"水肿"症状突出,伴喘憋,急则治其标,先以利水消肿为要。水肿基本病机为肺失通调,脾失转输,肾失开合,三焦气化不利,与肺、脾、肾关系密切。本案为老年男性,脾肾已虚,肾者主水,脾主运化水湿,脾肾俱虚,则水气聚而成湿,水湿浸渍肌肤,故见下肢水肿;《医宗必读》:"水虽制于脾,实则统于肾,肾本水脏,而元阳寓焉。命门火衰,既不能自制阴寒,又不能温养脾土,则阴不以阳而精化为水,故水肿之证多属火衰也。"患者脾肾阳虚,气化不利,水寒内聚则成水肿,方用真武汤加减。《古今名医方论》指出:"真武一方,为北方行水而设。……倘肾中无阳,则脾之枢机虽运,而肾之关门不开,水虽欲行,孰为之主? 故脾家得附子,则火能生土,而水有所归矣;肾中得附子,则坎阳鼓动,而水有所摄矣。"故以真武汤温阳利水,方证相合。此外,考虑辨病与辨证相结合,勿忘本病临床诊断为肾病综合征,风邪是本病的重要致病因素,所以在治疗上也以青风藤、穿山龙等兼顾祛风。

需要注意的是,在治疗过程中重用附子温阳,故辨证使用真武汤加减的前提需确定患者无内热病机;同时,大量附子需久煎,一般2小时,配干姜煎药时间可为半小时。此外,本病久病入络,水湿瘀阻,且西医学研究本病易合并血栓栓塞,故加用泽兰加强活血利水作用。经治疗后患者病情减轻,可见只要方证相合,中医疗效不逊于西医。

病案 3

杨某,男,8岁,27kg。

初诊时间:2015年10月22日。

主诉:发现水肿、蛋白尿2年。

现病史:患者2两年前因眼睑浮肿就诊于当地医院,诊断为"肾病综合征",予泼尼松片(具体使用剂量方法不详)治疗。1年后停药,尿蛋白、潜血转阴。7个月前复发,为求中医治疗来诊,今日查尿常规示 PRO(+++)。来诊时见:乏力,眼睑浮肿,余无明显不适。舌质淡,苔薄白,脉沉数。

既往史:体健。

中医诊断:水肿(脾肾亏虚,风邪入肾)。

西医诊断:肾病综合征。

治法:补肾健脾,祛风通络。

处方:生黄芪 40g　太子参 20g　白术 10g　　怀牛膝 20g
　　　菟丝子 10g　熟地 10g　　青风藤 10g　佛手 6g
　　　14剂,水煎服,日1剂。
　　　贝那普利 3.3mg,每日1次,口服。

二诊:2015年10月29日。

患者咳嗽,舌质淡,苔薄白,脉沉数。

处方:辛夷 3g　　　鱼腥草 20g　金银花 10g　防风 6g
　　　杏仁 6g　　　桔梗 10g　　生甘草 3g
　　　3剂,水煎服,日1剂。

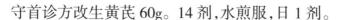

守首诊方改生黄芪60g。14剂,水煎服,日1剂。

三诊:2015年11月12日。

来人代诉,未见明显不适。辅助检查:尿常规示PRO(++)。

守首诊方改生黄芪60g,加金银花10g,鱼腥草10g。14剂,水煎服,日1剂。

四诊:2015年11月26日。

来人代诉,患者感冒咳嗽。辅助检查:尿常规示PRO(±)。

处方:金银花10g　鱼腥草20g　黄芩6g　　　白术6g

　　　防风6g　　　杏仁6g　　桔梗6g　　　生甘草3g

　　　辛夷3g

　　　3剂,水煎服,日1剂。

守首诊方改生黄芪70g,加鸡血藤10g,金银花10g,鱼腥草10g,知母6g。14剂,水煎服,日1剂。

五诊:2015年12月24日。

来人代诉,未见明显不适。辅助检查:尿常规示PRO(−)。

处方:生黄芪60g　太子参20g　白术10g　　怀牛膝20g

　　　菟丝子10g　熟地10g　　青风藤10g　佛手6g

　　　鸡血藤12g　仙鹤草15g　金银花10g　鱼腥草10g

　　　知母6g

　　　30剂,水煎服,日1剂。

此方一直服用至2017年2月。

六诊:2017年3月16日。

患者无明显不适,舌质淡,苔薄白,脉沉细。守2015年12月24日方不变,14剂,水煎服,每日1/2剂。

【按语】

小儿肾病综合征最常见的原因是微小病变肾病,主要临床特点有单纯性肾病综合征、激素治疗敏感但易复发,本例患者符合上述特点,但要明确诊断仍需依靠肾活检,微小病变肾病预后良好,然而使用激素并不能改变本病的自然发展过程,不能预防复发。本案没能进行肾活检明确诊断,故诊治参照肾病综合征治疗大法。

中医认为小儿为阳热之体,但肺脾肾常不足;经曰:"诸湿肿满,皆属于脾""头面肿曰风",且患者乏力、舌淡、苔薄白为脾肾气虚表现,眼睑浮肿为风邪之征。故辨证为脾肾亏虚,风邪入肾证。方中生黄芪补脾肾之气、祛风为君药,对于成人笔者用量常大于100g,此患者为8岁儿童,首诊给予40g,后逐渐加量至70g,服用一年余未见不良反应,不仅和知母、金银花、鱼腥草等的佐治有关,更印证了《黄帝内经》的有故无殒之理;太子参、白术、怀牛膝、菟丝子、熟地补脾肾为臣药,太子参补脾气而无燥热之虞,白术助脾运化,菟丝子、熟地补肾填精,精不足者,补之以味;青风藤祛风除湿为佐药;佛手气味平和,具有疏肝理气和胃的作用,既可以调和诸药,又可以减少长期服药对胃肠道的刺激。诸药合用,契合病机,疗效显著。

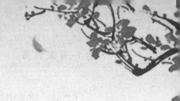

第三章　慢性肾功能不全

慢性肾功能不全是慢性肾病引起的肾小球滤过率下降及与此相关的代谢紊乱和临床症状组成的综合征。近年来其发病率及患病率均有上升趋势。慢性肾功能不全一旦发展至终末期，则只能进行血液净化或肾移植，不仅严重影响患者生活质量，也给社会和家庭带来沉重的经济负担。

在慢性肾功能不全的不同阶段，其临床表现也各不相同。在慢性肾功能不全的代偿期和失代偿期早期，患者往往无任何症状，或仅有乏力、腰酸、夜尿增多等轻度不适；少数患者可有食欲减退、代谢性酸中毒及轻度贫血。肾衰竭期以后，上述症状更趋明显。在尿毒症期，可出现急性心力衰竭、严重高钾血症、消化道出血、中枢神经系统障碍等严重并发症，甚至有生命危险。因此，选择合适的治疗方法，有助于延缓病情发展，提高生活质量，延长患者生命。

一、病机探讨

慢性肾功能不全可归属中医"慢性肾衰"范畴。慢性肾衰病机错综复杂，虚实夹杂。虚多为脾肾两虚，实则包括湿热、湿浊、瘀血、浊毒等多种。在疾病发展过程中又易受外感、饮食、劳倦等因素影响，致多种病理因素同时存在，多个脏腑功能受损，因此在治疗时，应根据疾病过程的主要矛盾及次要矛盾，多证兼顾，数法并用，如果仅从一证或一方面治疗，往往势单力薄，顾此失彼。慢性肾衰早中期病机主要为血热血瘀，中晚期，浊毒渐盛，虚者更虚，此时应扶正祛邪兼顾，补泻兼施，使扶正不留邪，祛邪不伤正。

另外,慢性肾功能不全是由多种不同原发病导致的,不同的原发病病机是不同的,其导致的慢性肾功能不全的病机也会有所差异,尤其在早中期其原发病的病机表现相对更明显,而到了晚期,这种差异就比较小了。如慢性肾炎导致的慢性肾功能不全,往往兼有风邪,高血压导致的慢性肾功能不全,往往肝阳上亢表现比较突出。笔者曾主持课题"不同原发病所致早中期慢性肾衰竭的中医证候特点研究"对此问题进行过专门研究。

二、临证求索

1. 清热凉血

肾小球为毛细血管球,慢性肾功能不全早中期肾小球内呈高灌注、高压力、高滤过的三高状态,这些功能亢进的病理变化中医辨证均属阳热范畴。而热在血分,故均为血热表现;从肾脏的解剖结构、生理特点看,肾脏血流丰富,正常人安静时每分钟全身约 1/5~1/4 的血液流经肾脏,即每 4~5 分钟流经两肾的血量就等于全身的血量,前述病理变化发生的主要场所以及血肌酐、尿素氮等毒性物质的蓄积均在血中,故可知热在血分。由此证实早中期慢性肾功能不全存在血热病机,临床可见口舌生疮、手心热、心胸烦闷、少寐、汗出、口干咽燥、口渴、面红、尿血色鲜红或黄等症,因此早期应注意清热凉血,用药多选用生地、丹参、栀子、白茅根、赤芍等。

2. 活血化瘀

血瘀证是慢性肾功能不全的共性,血瘀往往贯穿于全过程。肾脏为络脉聚集之处,久病致瘀;气为血帅,气不行则血停为瘀血;血溢脉外亦为瘀血;湿浊毒邪内蕴,湿毒化热浸淫血分亦致瘀血。慢性肾功能不全瘀血内阻可出现面色黧黑或晦暗,舌色紫黯或有瘀斑瘀点,脉涩或细涩等。但瘀血有轻重之分,慢性肾功能不全早期,疾病病程相对较短,瘀血较轻或不甚明显,可选用养血活血之品,如丹参、当归、赤芍、鸡血藤等;如病情进展,瘀血加重,出现明显的瘀血表现,可用活血化瘀之品,如大黄、桃仁、红花等;而慢性肾功能不全中后期,一般血肌酐高于 300μmol/L 时,病程相对较长,病情缠绵难愈,此时瘀血内结较重,则可选用破血通络之品,如水蛭、䗪虫、全蝎等虫类药。但需要注意的是,此时活血化瘀药的用量要适当,不宜过用,要相对小一些,并且必须辨识正虚的程度,配合扶正之品,否则效果会适得其反。因此,活血化瘀药的选择和剂量是临床治疗的重点及难点。

3. 详辨虚实

慢性肾功能不全纯实证或纯虚证较少见,多属虚实夹杂。早期虚证多以气虚、阴虚、阳虚为主,实证则以血瘀证、湿热证居多,且不同原发病所致慢性肾功能不全其证候分布特点亦有所不同。随着疾病发展,病情缠绵,后期正虚更加显著,而邪未去,因此可出现各种证型,治疗时应根据辨证论治随证处方,不可拘泥一法。临床还可见有"大实有羸状,至虚有盛候"的表现,因此应注意鉴别实证与虚证之间的关系,根据虚实调整用药的原则与剂量。

4. 分原发病辨治

如前所述,慢性肾功能不全是由多种原发病所致,在早中期,原发病的病机表现相对突出,此时治疗慢性肾功能不全,必须考虑原发病的情况,参考原发病的病机进行治疗。同时慢性肾功能不全的病机和原发病的病机也是一脉相承的,只是在某些病机的程度上不同,或者出现一些新的病机。如慢性肾小球肾炎的基本病机是脾肾亏虚,风热扰肾,可兼有湿浊和瘀血。慢性肾炎所致慢性肾功能不全时,脾肾亏虚、热邪、湿浊、瘀血是慢性肾炎和慢性肾功能不全都有的病机,只是在程度上有所区别,瘀血在慢性肾功能不全中表现相对重一些。治疗时只需延续原来慢性肾炎的中医辨治,同时加强活血即可。

三、验案举隅

病案 1

王某,男,65 岁,70kg。

初诊时间:2010 年 4 月 1 日。

主诉:发现血肌酐升高 5 年余。

现病史:患者 5 年前因颈椎不适就诊时发现血肌酐升高,自诉约 160μmol/L,未重视,后规律监测血肌酐波动在 160~200μmol/L,遂就诊于北京中医药大学东方医院门诊。来诊时见:面色黑,自觉疲乏,后腰背痛,肩膀不适,目胀,夜间口干,无水肿,余无明显不适。声音洪亮,脾气急,舌质淡红黯,苔薄白,脉弦滑有力。

既往史:颈椎病 5 年余,否认高血压、糖尿病等慢性病史。

辅助检查:尿常规(-),血常规(-),生化全项:CRE 200μmol/L,BUN 10.6mmol/L,UA 465μmol/L,TG 2.25mmol/L。肾脏 B 超:右肾大小 8.9cm×4.4cm,左肾大小 9.8cm×5.5cm。

中医诊断:慢性肾衰(血热血瘀)。

西医诊断:慢性肾功能不全 失代偿期。

治法:清热凉血,活血消癥。

处方:
生地 10g	丹参 10g	赤芍 10g	生大黄 6g
桃仁 6g	土鳖虫 6g	黄芩 6g	夏枯草 10g
土茯苓 30g	桂枝 6g	姜黄 6g	制鳖甲 10g

7 剂,配方颗粒,水冲服,日 1 剂。

二诊:2010 年 4 月 9 日。

近日目胀增多,前额发紧。舌质黯,尖淡红,苔中后部稍厚。

守首诊方去桂枝、姜黄,加苍术 15g,黄柏 15g。14 剂,配方颗粒,水冲服,日 1 剂。

三诊:2010 年 4 月 23 日。

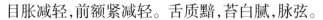

目胀减轻,前额紧减轻。舌质黯,苔白腻,脉弦。

守首诊方去桂枝、姜黄,加苍术15g,黄柏15g,生薏苡仁15g,藿香10g。14剂,配方颗粒,水冲服,日1剂。

四诊:2010年5月7日。

双目胀,口干咽干,大便可,尿中有泡沫。舌质边尖红,苔薄白,脉弦滑。

守首诊方去桂枝、姜黄,加苍术15g,黄柏15g,生薏苡仁15g,藿香10g,决明子10g。14剂,配方颗粒,水冲服,日1剂。

五诊:2012年4月19日。

腰酸腿软,饭后腹胀,左头痛,目胀,大便日两次,质溏。舌黯红,苔薄白,脉沉弦滑。

处方:太子参10g　白术15g　茯苓10g　炙甘草3g
　　　生麦芽10g　鸡内金10g　神曲10g　怀牛膝20g
　　　木瓜30g　桃仁6g　土鳖虫6g　生大黄6g
　　　水蛭6g　谷精草30g　干姜3g　砂仁3g
　　　桑寄生20g　葛根20g

14剂,配方颗粒,水冲服,日1剂。

六诊:2013年12月18日。

自觉下肢凉,腰酸痛,夜间口干。舌质尖红,苔后部较厚,脉沉弦滑。

辅助检查:尿常规:SG1.000,pH6.0,PRO 1.0g/L。血常规(-)。生化检查:CRE 185μmol/L,BUN 11.20mmol/L,TG 2.30mmol/L。B超:脂肪肝;双肾弥漫性病变(右肾偏小,左肾10cm×3.9cm)。

太子参10g　白术15g　茯苓20g　炙甘草6g
黄柏6g　续断6g　鹿角片6g　黄连3g
黄芩3g　半夏3g　丹参10g　干姜3g
生麦芽10g　枳实6g　天花粉6g　白花蛇舌草30g
沙参10g

14 剂,配方颗粒,水冲服,日 1 剂。

七诊:2016 年 5 月 12 日。

后背痛,夜间明显,口干,咽干,轻微咽痛,偶有腹胀。舌质淡黯,苔薄白,脉沉弦。

处方:太子参 30g　白术 10g　　茯苓 10g　　炙甘草 3g
　　　陈皮 3g　　　半夏 3g　　　黄芩 3g　　　黄连 3g
　　　炙厚朴 6g　　干姜 3g　　　百合 20g　　知母 6g
　　　丹参 10g　　　胡黄连 1g　　龟甲 10g　　桑寄生 20g
　　　玉蝴蝶 3g　　青果 3g　　　鸡内金 20g　木瓜 30g
　　　皂角刺 20g

14 剂,配方颗粒,水冲服,日 1 剂。

后随诊多年,每根据辨证遣方用药,肾功能稳定。

【按语】

本患者属于慢性肾功能不全失代偿期,前四诊时患者目胀,声音洪亮,脾气急,脉弦滑有力,均为实证表现,此时邪实为主,加之患者面色黑,舌质淡红黯,血热血瘀这一病机处于主导地位,治以凉血活血。用药方面,选用下瘀血汤活血祛瘀,生地、丹参清热凉血,赤芍凉血散瘀,土茯苓解毒祛瘀,制鳖甲软坚散结。患者目胀,加黄芩、夏枯草平肝清热,肩膀不适,加桂枝温经通脉、姜黄行气活血。随着病程进展,一方面正气日渐消耗,另一方面邪热耗伤,故正虚表现逐渐明显,阴虚表现逐渐加重。五诊以后患者以腰膝酸软、酸痛,腹胀,大便溏等症状为主,脾肾两虚突出,治以补脾益肾为主,根据每诊辨证兼施活血祛瘀、养阴清热等法。五诊时方用四君子汤益气健脾,以助气血生化之源,加生麦芽、鸡内金、神曲助脾胃健运,木瓜和胃化湿,干姜、砂仁温脾阳以燥湿散寒,补肾多选用牛膝、桑寄生、续断等平补肝肾的药物,配合下瘀血汤加水蛭活血祛瘀,谷精草明目,葛根升阳止泻,共奏温脾益肾、凉血活血之功。

六诊时患者夜间口干,阴虚火旺之症突显,血瘀之象不显著,故减用活血化瘀药物,加天花粉、沙参清热养阴生津,黄芩、黄连、黄柏清热。七诊时口干,咽干,轻微咽痛,阴虚火旺之象较前更著,故加强清热养阴之力,百合、知母清热养阴,龟甲滋阴补肾,胡黄连清热,玉蝴蝶、青果利咽。后根据临床症状在辨证基础上遣方用药,治疗多年,肾功能稳定,取得较好疗效。

病案 2

李某,男,60 岁。

初诊时间:2016 年 11 月 8 日。

主诉:发现血肌酐升高 4 年。

现病史:4 年前体检时发现血肌酐升高,具体不详,未系统诊疗,后监测血肌酐在 180~726μmol/L 范围波动,2015 年 8 月复查血肌酐 400μmol/L,血常规 HGB 108g/L。来诊时见:乏力、饭后腹胀、呃逆、偶有腹痛,纳差,眠可,小便调,大便日 1~2 次,质溏。舌淡红,苔薄白,脉弦细滑。

既往史:高血压 20 年,最高 150/110mmHg;糖尿病 3~4 年;蛋白尿 4 年,具体不详;陈旧性脑梗死。

辅助检查:尿常规:pH 6,SG 1.012,PRO 150mg/dl。血常规:RBC 3.58×10^{12}/L,HGB 113g/L。生化全项:CRE 713.7μmol/L,BUN 21.04mmol/L,UA 523μmol/L,K 6.13mmol/L。肾脏 B 超:右肾大小 8.0cm × 4.2cm × 4.5cm,左肾大小 9.0cm × 4.4cm × 4.6cm。

中医诊断:慢性肾衰(脾阳虚弱,湿热内阻)。

西医诊断:①慢性肾功能不全 尿毒症期;②蛋白尿;③高血压 3 级,极高危组;④ 2 型糖尿病;⑤陈旧性脑梗。

治法:健脾和中、清化湿热。

处方:

方 1:太子参 50g　　茯苓 20g　　竹茹 10g　　枳实 10g

元胡 6g	黄芩 6g	厚朴 6g	泽泻 3g
干姜 3g	姜黄 3g	木香 6g	砂仁 6g
吴茱萸 1g	黄连 3g	金钱草 30g	知母 3g
猪苓 10g	苏叶 3g	半夏 3g	生麦芽 10g
鸡内金 10g	葛根 15g	苍术 10g	

14 剂,水煎,分 2 次服,日 1 剂。

方2:生大黄 30g　蒲公英 20g　煅龙骨 50g　煅牡蛎 50g

20 剂,水煎,灌肠。

二诊:2016 年 12 月 6 日。

大便日 1~2 次,便溏。舌淡红,苔薄白,脉弦细滑。

辅助检查:尿常规:PRO(++)。生化全项:CRE 601.0μmol/L,UA 464.0μmol/L,K 5.9mmol/L。

首诊方改太子参 70g,加红花 6g。14 剂,水煎,分 2 次服,日 1 剂。

灌肠方同首诊。

【按语】

消化道症状是慢性肾功能不全中晚期最早和最常见的症状,如纳差不欲食、上腹部饱胀痞闷、恶心、呕吐、腹胀、腹痛喜热、大便溏泄,这些症状在中医辨证可归于脾胃虚弱,湿热中阻。此患者乏力,饭后腹胀、呃逆、纳差,大便溏等症状正是这种情况。治法以健脾和中、清化湿热为主,方中太子参、茯苓健脾除湿,半夏化湿浊,黄芩、黄连清热燥湿,竹茹、枳实和胃降逆,苍术健脾燥湿、干姜、砂仁温脾阳以燥湿散寒,吴茱萸、黄连共调脾胃寒热错杂,知母协同黄芩、黄连清热且防他药过燥伤阴,生麦芽、鸡内金助脾胃健运,金钱草清热利湿,泽泻、猪苓利水渗湿,木香、枳实、厚朴理气消胀,《本草求真》说姜黄"专入脾……破脾中气血下行"。苏叶黄连汤清热化湿,和胃止呕,葛根升阳止泻,元胡行气止痛。诸药合用,共奏温脾和中、清化湿热之效,使脾阳得健,寒热并去,湿浊得蠲。配以中药灌肠,通腑泄浊、清热解毒,使病情得以缓解,肾功能得以改善。

病案 3

李某,女,79 岁。

初诊时间:2016 年 8 月 16 日。

主诉:发现血肌酐升高 7 年余。

现病史:患者 7 年余前因胃息肉于外院住院时发现血肌酐升高,具体不详,后规律服用百令胶囊、尿毒清颗粒。2 年前查血肌酐 382μmol/L,未系统诊治,自服百令胶囊、金水宝胶囊、尿毒清颗粒、海昆肾喜胶囊等药物。来诊时见:偶恶心、呕吐,偶有左上腹隐痛,易腹泻,排尿困难,4~5 次 /d,量少。纳差,眠差。舌淡红,苔薄白,脉沉细。

既往史:抑郁症 30 余年;30 余年前行甲状腺切除术;7 年前行胃息肉切除术。

辅助检查:尿常规:PRO(+),ERY(+),GLU(++)。血常规:RBC 3.28×10^{12}/L,HGB 93g/L,PLT 262×10^9/L。生化全项:CRE 479.2μmol/L,BUN 20.06mmol/L。

中医诊断:慢性肾衰(脾虚湿困)。

西医诊断:慢性肾功能不全,尿毒症期。

治法:健脾化湿。

处方:
陈皮 6g	半夏 6g	土茯苓 30g	苏叶 6g
黄连 3g	竹茹 15g	生麦芽 10g	枳实 15g
党参 15g	茯苓皮 50g	鸡内金 10g	

14 剂,配方颗粒,水冲服,日 1 剂。

二诊:2016 年 8 月 23 日。

纳食尚可。

首诊方加石斛 10g。14 剂,配方颗粒,水冲服,日 1 剂。

三诊:2016 年 9 月 6 日。

来人代诉:诸症均好转。

首诊方加枸杞子 6g。14 剂,配方颗粒,水冲服,日 1 剂。

四诊:2016 年 10 月 11 日。

时有恶心、腹泻。

处方:太子参 30g　炒白术 10g　陈皮 6g　　半夏 6g

炒山药 15g　苏叶 6g　　黄连 1g　　竹茹 15g

枳实 15g　　生麦芽 10g　鸡内金 10g　党参 15g

茯苓皮 50g　石斛 10g　　枸杞子 10g

14 剂,配方颗粒,水冲服,日 1 剂。

五诊:2016 年 11 月 1 日。

时有恶心。

处方:陈皮 6g　　半夏 6g　　枳实 15g　　竹茹 15g

苏叶 6g　　黄连 2g　　生麦芽 10g　石斛 10g

白术 15g　　太子参 30g　茯苓皮 50g　鸡内金 10g

14 剂,配方颗粒,水冲服,日 1 剂。

六诊:2016 年 11 月 12 日。

来人代诉:自觉无明显不适。

五诊方改太子参 40g。14 剂,配方颗粒,水冲服,日 1 剂。

七诊:2016 年 12 月 6 日。

来人代诉:自觉纳食增加。

五诊方改太子参 50g。14 剂,配方颗粒,水冲服,日 1 剂。

八诊:2016 年 12 月 20 日。

来人代诉:11 月复查血肌酐 420μmol/L。患者心情好转,食欲改善,体重增加约 5kg。

五诊方改太子参 50g,加丹参 10g。14 剂,配方颗粒,水冲服,日 1 剂。

【按语】

本患者亦以消化道症状为主,辨证为脾虚湿困。脾虚运化无权,升降失常,故纳差不欲食,水湿停聚,发为泄泻。药用党参益气健脾除湿,陈皮健脾燥湿,半夏化湿浊,土茯苓解毒除湿,黄连清热燥湿,苏叶黄连汤清热化湿、和胃止呕,竹茹、枳实和胃降逆,生麦芽、鸡内金助脾胃健运,茯苓皮利水。诸药合用,共奏健脾化湿之效。经治疗,患者症状缓解,体重增加。

以上两例患者均属于慢性肾功能不全尿毒症期的患者,有肾脏替代治疗指征。通过中医治疗,均达到了症状缓解,血肌酐下降的疗效,延缓了进入透析的时间。

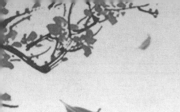

第四章　IgA 肾病

　　IgA 肾病是以肾小球系膜区 IgA 为主的免疫复合物沉积、肾小球系膜增生为特征的一组疾病,是目前我国慢性肾小球疾病常见的病理类型之一。IgA 肾病临床表现多样,主要表现为血尿,可伴有不同程度的蛋白尿、高血压和肾功能受损,是导致终末期肾病常见的原发性肾小球疾病之一。IgA 肾病可发生在任何年龄,以青年居多,男性多于女性。

　　因 IgA 肾病病因不清,发病机制未明,临床、病理表现的多样化和预后各不相同,西医根据不同情况选择 ACEI/ARB、糖皮质激素、细胞毒药物等进行治疗,目前尚缺乏统一的治疗方案。

一、病机探讨

　　IgA 肾病以不同程度的血尿和 / 或蛋白尿为主要临床表现,中医多从"尿血""尿浊"等病论治。本病虚实夹杂,基本病机为风热入肾,气阴两虚。IgA 肾病患者素体多热,临床体现在:易在外感后发病,从口鼻而入,恶寒少而发热、咽喉肿痛多;发病时多见血尿,水肿等阴证不甚突出;舌质多偏红。风邪在本病致病过程中起重要作用:正气不足,卫外不固,风邪趁虚而入,上犯于肺,下移于肾。风扰肾络,血溢络外则尿血。如《诸病源候论》所言:"风邪入于少阴,则尿血。"肾失开阖,精微外泄则尿浊。后外风由表及里潜伏肾中,干扰肾水与相火,肾风内扰,致尿浊、尿血缠绵难愈。日久风、热、湿、瘀互结,肾络痹阻,损伤肾体。邪之所凑,其气必虚,风邪或从口鼻侵袭扰肾,或直中肾脏,提示患者肺卫不固,肾气不足;本病

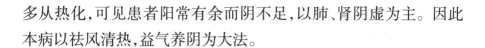

多从热化,可见患者阳常有余而阴不足,以肺、肾阴虚为主。因此本病以祛风清热,益气养阴为大法。

二、临证求索

1. 金水并调

上呼吸道感染是本病进展或复发的常见诱发因素,导致血尿、蛋白尿反复或加重,加速肾功能减退。《灵枢·经脉》:"肾足少阴之脉……其直者,入肺中,循喉咙……其支者,从肺出。"五行学说认为肺属金,肾主水。肾本不足,肺疾不消,母病及子,肾病难除。在发作期即感染急性期,上呼吸道及肾脏方面表现俱突出,上呼吸道以肿、痛、咳痰为主,查体多见咽部充血、扁桃体红肿,肾脏方面可见肉眼血尿,或蛋白尿增多。此时在祛风清热的同时侧重治肺,以清热利咽为法,强调透散。在感染缓解期,上呼吸道以干、痒、异物感为主,查体咽部充血多不明显、咽后壁可见淋巴滤泡,肾脏方面虽肉眼血尿消失,尿蛋白定量稳定,恰为祛余热、防邪复的最佳时机,应在祛风清热的同时肺肾同治,以清肺滋肾为主法。

2. 顾护中焦

IgA 肾病治疗过程中还应注意顾护脾胃。主要原因有二:一方面,IgA 肾病患者素体脾本不足,肺常虚,健脾除了运化以生化精微,尚有取培土生金之意,脾胃健运,肺卫得固,邪不能干,对预防呼吸道感染,减少本病复发有重要的作用;另一方面,本病病机以热和阴虚为主,常用清热、滋阴药味,或甘凉或苦寒,如重投或久服,则碍脾运、伤胃土,脾运胃纳失职则精微生化乏源,水湿运化受阻,不仅影响治疗进度,更可能加重病情。因此,在治疗本病过程中注重顾护中焦,以运脾、行气、和胃为主法。

3. 宏微合参

IgA 肾病涉及增生性肾小球肾炎的所有病理类型,临床表现与病理严重程度不相符在本病中较为多见:如患者表现为发作性肉眼血尿,而病理类型可能仅为轻度系膜增生性改变;还有如患者临床无明显不适主诉,仅存在实验室检查异常,从宏观分析看似病情轻浅,而肾活检病理提示系膜细胞增生病变突出、细胞性新月体形成、肾小管炎症细胞浸润等活动性病变,病势迅疾。因此,在本病治疗中强调传统的中医四诊资料与肾活检病理互参,才能抓住疾病本质。以活动性、进展性为主要特点的细胞性新月体,以及肾小管、间质的炎症细胞浸润表现与中医"风""火"相似,这和宏观辨证对于本病风、热的核心病机的认识是相符的。

三、用药心得

1. 升降散:恪守古方是关键

在治疗本病患者上呼吸道症状方面,除了选择金银花、青果、玉蝴蝶、牛蒡子、芦根、薄荷、天花粉等常用药以外,常使用升降散加减。该方见于清代名医杨栗山所著的《伤寒瘟疫条辨》中,自清代陈良佐《二分析义》之陪赈散演化而来,方用白僵蚕酒炒二钱,全蝉蜕去土一钱,广姜黄去皮三分,川大黄生四钱,重者每服三钱六分五厘,黄酒二盅、蜜一两,调匀冷服。使用本方时应遵守原方剂量配比,尤其姜黄一味,如与其他三味等量或随意取量,非但不达"散邪火而除邪热"之效,反而徒增燥热。

2. 祛风药:凉润为主

基于本病风热病机,所选用的祛风药以味辛、苦,性凉、平为主。如除湿通络之穿山龙、豨莶草,用药期间监测肝功能。现代药理研究已证实穿山龙的主要药理成分薯蓣皂苷,以及豨莶草的主要成分酯类、长链烷醇类及有机酸等具有抗炎及调节免疫的功能。

3. 健脾药:量少而精防燥热

脾为中土,喜燥恶湿,健脾多用温燥之品。考虑本病宜从热

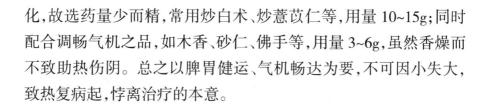

化,故选药量少而精,常用炒白术、炒薏苡仁等,用量 10~15g;同时配合调畅气机之品,如木香、砂仁、佛手等,用量 3~6g,虽然香燥而不致助热伤阴。总之以脾胃健运、气机畅达为要,不可因小失大,致热复病起,悖离治疗的本意。

四、验案举隅

病案 1

杨某,男,53 岁。

初诊时间:2014 年 1 月 9 日。

主诉:发现蛋白尿 4 年,血肌酐升高 1 年余。

现病史:患者于 2010 年体检查尿常规示 PRO(+++),24 小时尿蛋白定量不详,未予重视。2013 年 3 月查 24hUpro 2.664g(尿量不详),CRE 145μmol/L。2013 年 4 月查 24hUpro 1.94g(尿量 2 400ml),CRE 142μmol/L;肾活检病理示:局灶增生性 IgA 肾病伴缺血性肾损伤,电镜:缺血性硬化性肾小球,肾小管上皮溶酶体增多,肾间质无明显病变。患者于外院服用中药治疗。来诊时复查 24hUpro 2.25g(尿量 3 450ml),CRE 140μmol/L,自觉无明显不适,舌淡红,苔薄白,脉沉弦细。

中医诊断:尿浊,慢性肾衰(脾肾亏虚,瘀热内阻)。

西医诊断:慢性肾小球肾炎,IgA 肾病,慢性肾功能不全。

治法:益肾,健脾,活血。

处方:太子参 20g　山萸肉 30g　生地 15g　山药 20g
　　　桑寄生 30g　牛膝 20g　牡丹皮 20g　天麻 20g
　　　三棱 30g　丹参 20g　生大黄 5g　知母 10g
　　　14 剂,配方颗粒,水冲服,日 1 剂。

二诊:患者抄方共 2 个月余后复诊,诉时有牙龈肿痛,咽痒不适。辅助检查:24hUpro 0.16g(尿量 3 365ml),CRE 101μmol/L。

治法:清热泻火,益肾活血。

处方:山萸肉 30g   桑寄生 30g   杜仲 20g   牡丹皮 20g

　　　生地 20g   地骨皮 15g   知母 20g   玄参 15g

　　　黄连 20g   黄芩 10g   生大黄 8g   生石膏 20g

　　　鱼腥草 30g   蒲公英 30g

7 剂,配方颗粒,水冲服,日 1 剂。

三诊:患者服用上方后牙龈肿痛及咽痒不适消失,以此方加减共 4 个月,监测 24 小时尿蛋白定量波动在 0.15~0.3g,血肌酐波动在 74~119μmol/L,无明显不适主诉。

【按语】

IgA 肾病临床表现多样。该患者病势较缓,来诊时无明显不适主诉,仅尿蛋白持续阳性,血肌酐升高并波动,属"寡症"情况,需"以多测少",可从"尿浊""慢性肾衰"论治,慢性肾衰病性总属虚实夹杂,虚者不离脾肾两脏,实者常为瘀血、湿浊,再据体质及虚实之阴阳有从寒从热之别。患者舌脉俱平,无不适症状,以山萸肉、生地、桑寄生、牛膝等益肾,尤其山萸肉一味,"壮元气、秘精""除一切风",降尿蛋白功效显著,为笔者治疗蛋白尿常用药。益气健脾方面除用山药外,选择清补之太子参。同时配合生地、知母凉润,以防益肾诸药温燥生热。考虑本病久病入络,久病成瘀,予三棱、丹参、生大黄活血祛瘀。综上各法,精微得固,瘀滞得消,实验室检查尿蛋白定量及血肌酐明显下降,提示治疗有效。

患者首诊方后出现牙龈肿痛、咽痒不适,考虑与使用大剂量山萸肉相关。笔者在临证中发现,山萸肉用量在 20g 以上,患者会不同程度出现咽干、咽痛、牙痛、鼻干等上焦热盛表现。该患者首诊方中虽以清补及养阴清热药味佐制后仍有牙痛咽痒,或与患者体质阳有余阴不足相关。此时若视而不见一味守方,火势渐起,一来食气伤阴,二来引动相火与肾中伏风,风热扰肾,导致病势反复;若

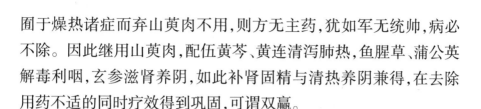

囿于燥热诸症而弃山萸肉不用,则方无主药,犹如军无统帅,病必不除。因此继用山萸肉,配伍黄芩、黄连清泻肺热,鱼腥草、蒲公英解毒利咽,玄参滋肾养阴,如此补肾固精与清热养阴兼得,在去除用药不适的同时疗效得到巩固,可谓双赢。

病案2

卢某,男,46 岁。

初诊时间:2014 年 12 月 16 日。

主诉:发现蛋白尿 5 年。

现病史:患者 5 年前体检发现尿常规示 PRO(+),未予诊治。3 个月前查尿常规示:PRO 0.75g/L,镜检 RBC 10~15 个 /HP;24Upro 0.71g(尿量 1 820ml);泌尿系彩超未见明显异常,肾活检病理示:轻度系膜增生性 IgA 肾病伴缺血性肾损害。予氯沙坦钾 50mg,每日 1 次,口服。来诊时无明显不适,尿中可见少量泡沫,无肉眼血尿,尿频,无尿急、尿痛,夜尿 1 次,夜尿量不多,纳、眠可,大便黏腻,日 3~4 次。舌质淡红,苔薄白,脉沉弦细。

既往史:高血压 3 年,血压最高 160/100mmHg;肾结石病史 10 年。

中医诊断:尿浊(风邪入肾,瘀热内阻)。

西医诊断:①慢性肾小球肾炎,轻度系膜增生性 IgA 肾病伴缺血性肾损害;②高血压 2 级,高危组;③肾结石。

治法:祛风清热,化瘀通络。

处方:

生地 15g	牡丹皮 10g	黄连 10g	天麻 20g
钩藤 20g	穿山龙 30g	鸡血藤 30g	豨莶草 30g
山萸肉 20g	桃仁 10g	生大黄 6g	土鳖虫 6g
知母 10g	金银花 10g		

14 剂,配方颗粒,水冲服,日 1 剂。

二诊:2014 年 12 月 31 日。

　　患者多梦,失眠,舌脉同前。辅助检查:24hUpro 0.27(尿量1 700ml),CRE 85.5μmol/L。

　　守首诊方加龟甲 10g,白薇 10g。14 剂,配方颗粒,水冲服,日1 剂。

　　三诊:2015 年 1 月 21 日。

　　患者失眠好转,下肢时有乏力,舌质淡红,苔薄白,脉象沉弦细。

　　守首诊方加龟甲 20g,白薇 20g,青果 3g。14 剂,配方颗粒,水冲服,日 1 剂。

　　四诊:2015 年 2 月 4 日。

　　患者睡眠时长增加,夜梦减少,舌质略红,苔薄白,脉象寸尺较细,关上略滑。

　　守首诊方加龟甲 20g,白薇 20g,青果 6g,制鳖甲 6g。14 剂,配方颗粒,水冲服,日 1 剂。

　　五诊:2015 年 2 月 17 日。

　　患者近日时有胃痛,舌质淡红,苔薄白,脉象沉弦。辅助检查:24hUpro 0.23g(尿量 1 020ml)。

　　守首诊方改生大黄 3g,加龟甲 20g,白薇 20g,青果 6g,制鳖甲 10g,木香 3g。14 剂,配方颗粒,日 1 剂,水冲服。

　　六诊:2015 年 3 月 11 日。

　　患者今日晨起空腹胃痛,舌质淡红,苔薄白,脉象沉弦细。

　　治法:清热活血,健脾和胃。

　　处方:

生地 15g	黄连 10g	天麻 20g	钩藤 20g
山萸肉 20g	穿山龙 30g	鸡血藤 30g	豨莶草 30g
桃仁 10g	生大黄 3g	土鳖虫 6g	龟甲 20g
白薇 20g	青果 6g	制鳖甲 10g	木香 3g
炒白术 15g			

　　14 剂,配方颗粒,日 1 剂,水冲服。

后患者以上方加减服用 5 个月余,未诉明显不适,监测 24 小时尿蛋白定量如图 2。

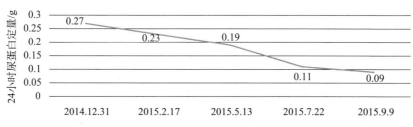

图2　24 小时尿蛋白定量趋势图

【按语】

患者症见尿中泡沫,尿常规示蛋白尿、镜下血尿,肾活检病理为 IgA 肾病。IgA 肾病系风热入肾,精微下泄,病程较长者为风热久羁,瘀阻肾络。以祛风清热、化瘀通络为总法。方中穿山龙、豨莶草、鸡血藤养血祛风散邪,山萸肉收涩精微,为经验用药;IgA 肾病病机以热为突出,本患者可见舌尖红,故选用生地、黄连、牡丹皮、知母清心肝之热;患者肾活检可见缺血性肾损害,予桃仁、土鳖虫、生大黄活血化瘀散结,为张仲景“下瘀血汤”,正如程林云:“䗪虫主下血闭,咸能软坚也;大黄主下瘀血,苦能泄滞也;桃仁亦下瘀血,滑以去著也。三味相合,以攻脐下瘀血也。”(《金匮要略直解》)通过辨病与微观辨证相结合,“缺血性肾损害”可理解为瘀血留著不去,用“下瘀血汤”甚为合拍;正如徐灵胎所言“一病必有一主方,一方必有一主药”,此七味贯穿始终,即是此方之主药。患者既往有高血压病史,故在祛风通络、清热化瘀的同时,加以天麻、钩藤平抑肝阳。

服药 3 个月期间患者眠差、梦多较为突出,亦从阴虚内热论治,在方中以白薇、龟甲二味出入加减,症状较前明显改善。方中生地、黄连、牡丹皮、知母皆为寒凉之品,服药后患者出现胃脘部疼痛,可见要准确把握温与清之比例,犹如鸟之两翼,不可偏废,遂于前方中去牡丹皮、知母、金银花,生大黄改为3g,加木香、炒白术顾护中焦脾胃,后以此方出入,未诉明显不适。患者尿蛋白水平逐渐下降,取得良好疗效。

病案3

杨某,女,40岁。

初诊时间:2011年8月3日。

主诉:反复肉眼血尿2年余。

现病史:患者于2009年10月因感冒过程中出现肉眼血尿,呈洗肉水样色,予抗生素治疗(具体药物不详)后肉眼血尿消失;2010年6月因"感冒、扁桃体炎"再次出现肉眼血尿,于当地医院查PRO(++),BLD(+++),服用罗红霉素未见明显好转,遂于北京中医药大学东方医院就诊,24hUpro 0.39g(尿量不详),镜检RBC满视野/HP,肾活检病理示:IgA肾病(Lee分级Ⅱ~Ⅲ级),给予氯沙坦钾、百令胶囊、肾炎舒片治疗(具体用量不详)。平素易感冒。来诊时诉腰困酸胀,肉眼血尿,洗肉水样,无血块,无尿频、尿急、尿痛,口干咽痛,咽壁充血,无咳嗽咳痰,纳、眠可,大便调。舌尖红,苔薄微黄,脉尺沉,寸关沉细。

既往史:2010年8月行扁桃体切除术。

中医诊断:尿血(风热内蕴,肺肾阴虚)。

西医诊断:①慢性肾小球肾炎,IgA肾病;②扁桃体切除术后。

治法:祛风利咽,清热养阴。

处方:
生牡蛎30g	夏枯草10g	僵蚕20g	玉蝴蝶3g
生大黄1g	蝉蜕10g	石斛15g	麦冬10g
沙参10g	女贞子10g	旱莲草20g	龟甲10g
制鳖甲15g	怀牛膝30g	豨莶草30g	青风藤15g
仙鹤草30g	芦根20g	知母10g	炒薏苡仁15g

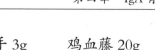

黄柏 6g   生甘草 3g   佛手 3g   鸡血藤 20g

14 剂,配方颗粒,水冲服,日 1 剂。

二诊:2011 年 8 月 7 日。

患者胃脘部不适,舌质偏红,苔薄干,脉沉细弱。辅助检查:RBC 5~10 个 /HP,PRO(−)。

守首诊方加木香 3g,砂仁 3g,改牛膝为桑葚 15g,改麦冬为玉竹 15g。14 剂,配方颗粒,水冲服,日 1 剂。

三诊:2011 年 8 月 30 日。

患者自觉无明显不适,舌质淡红,苔薄白,脉沉细弱。

守首诊方加木香 3g,砂仁 3g,穿山龙 15g,改麦冬为玉竹 15g,改仙鹤草 40g。14 剂,配方颗粒,水冲服,日 1 剂。

患者返回常住地,服用上方共 3 个月,期间无明显不适。2015 年 10 月 28 日因外感咳嗽来诊,复查尿常规示:RBC 0~1 个 /HP,PRO(−)。

【按语】

发作性肉眼血尿是 IgA 肾病的常见临床表现之一,血尿发作之前常伴上呼吸道感染(咽炎、扁桃体炎),感染后很短时间(24~72 小时)即出现肉眼血尿,故又称为咽炎同步性血尿,同时患者多数表现为轻度蛋白尿,但西医目前仍无特效治疗方法。

朱丹溪曰"溺血属热",《血证论·尿血》云"此外又有虚证,溺出鲜血,如溺长流,绝无滞碍者,但当清热滋虚,兼用止血之药"。本患者平素易感,每发咽痛则尿血,但切除扁桃体后仍可见咽壁充血,表明热邪未除,故以玉蝴蝶、生大黄、僵蚕、蝉蜕,清热利咽;患者咽有宿疾,均以肿、痛为主症,因此需石斛、麦冬、沙参、芦根滋养肺阴,以防热复;足少阴肾脉入肺中,循喉咙,故必兼滋肾养阴,予女贞子、旱莲草、龟甲、制鳖甲、牛膝、知母、黄柏,大队药滋肾阴清相火,亦防肾风随火势复起,病情反复。风邪入肾,其性开泄,肾失封藏,故可见蛋白尿,治以祛风通络,予豨莶草、青风藤、鸡血藤等常用药味。综上各法,阴得以养,热得以清,风得以祛,方能奏效。运用此方加减,查患者尿常规示镜检红细胞维持在正常范围,尿蛋白转阴,确有良好疗效。

第五章　特发性膜性肾病

膜性肾病是以肾小球基底膜上皮细胞下免疫复合物沉积伴基底膜弥漫性增厚为特征的一组疾病,病因未明者称为特发性膜性肾病。特发性膜性肾病是中老年患者原发性肾病综合征的常见病理类型,发病高峰年龄是 40~50 岁。

特发性膜性肾病约 80% 表现为肾病综合征,余为无症状蛋白尿。无症状蛋白尿患者一般预后较好;本病患者目前认为存在着肾功能恶化和自发缓解两种截然相反的倾向,且单用激素治疗无效,激素联合细胞毒类药物有一定疗效,但副作用较大,故选择适当的治疗时机非常重要。

一、病机探讨

特发性膜性肾病患者临床可表现为水肿、乏力等症状,但是也有很多患者无明显的临床表现。本病病机为本虚标实,本虚主要是脾肾亏虚,标实以风邪为主,兼有水湿、热邪、瘀血。其中脾肾亏虚是根本,也是本病突出的特点,治疗上总以健脾补肾为主。而标实中,风邪循经入里直中肾脏、留滞不去是关键,祛风是治疗本病非常重要的一环。

根据辨病辨证相结合的原则,本病治疗是以辨病为主,无论临床表现如何,其基本病机始终不变,治疗以健脾补肾祛风为大法。

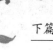

二、临证求索

1. 扶正祛风,治疗大法

膜性肾病病机以脾肾亏虚,风邪入肾为主要特点。无论患者有无不适症状,无论表现为肾病综合征还是无症状蛋白尿,本病治疗均以辨病为主,以扶正祛风为治疗大法。扶正方面用生黄芪、桑寄生等,生黄芪、桑寄生兼有祛风的作用;祛风方面,因为此风邪是循经直中肾脏留滞不去的风邪,部位较深,不是一般的疏散外风之药可以祛除的,根据经验选用穿山龙、青风藤等,这些药同时兼有活血除湿的功效。

2. 清热利咽祛风

足少阴肾经"循喉咙",咽部和肾密切相关,临床中许多肾病会因为上呼吸道感染而诱发或加重。本病治疗也需要注意"咽喉"。咽部感受邪气,主要是风邪和热邪,可以循经直中肾脏,导致肾病加重。故本病治疗过程中需要特别注意清热利咽祛风的运用。如果患者感冒,先治感冒,主要法则是清热利咽祛风;伴有慢性咽炎的患者,治疗过程中,注意加入清热利咽祛风之品。以健脾补肾祛风为主治疗效果不佳的患者,如果存在咽部症状,直接以清热利咽祛风为主治疗,有时也可取效。

3. 固护脾胃

脾主运化水湿,脾虚水湿不运,往往是水肿发生的重要环节,前人云:脾为水之制。本病的主要表现是水肿,故脾胃在本病发病过程中极为重要,治疗过程中需要处处固护脾胃。如患者有纳呆、腹胀、呕恶等症状,临证根据其辨证,选用香砂六君子汤、半夏泻心汤加减;如果患者腹泻、大便稀,选用参苓白术散加减。有时可以在健脾补肾祛风的大法基础上加上述方,有时可径以治疗脾胃的药物治疗,脾胃功能调理好后,本病也可好转。另外,即使患者没有脾胃的相关症状,由于治疗本病健脾补肾时用药量大,偏于滋腻,可加佛手、陈皮、白术等一二味药,理气健脾,帮助脾胃运化。

4. 本病缠绵难愈,治疗贵在坚持

特发性膜性肾病往往病情缠绵,治疗本病,必须认准病机,坚持治疗;效与不效,不可随便更方。根据经验,如果治疗无误,本病起效在1~3个月,需要坚持治疗1~2年。

三、用药心得

1. 生黄芪

前人有很多关于生黄芪治疗水肿的经验,如张仲景的防己黄芪汤,治"风水,脉浮身重,汗出无风",陆以湉《冷庐医话》中也有关于生黄芪治疗水肿的医话,近代岳美中先生也有关于生黄芪治疗肾病水肿的经验。

王好古《汤液本草》云:"黄芪入手少阳经、足太阴经,足少阴、命门之剂……补肾脏元气……是上、中、下、内、外三焦之药。"张元素认为:"黄芪补诸虚不足、益元气……入手足太阴气分,又入手少阳、足少阴命门。"由此,笔者认为黄芪入足少阴经,补益元气,大补肾气,是治疗本病最为重要的药物。

具体用法用量可参见上篇第七章"肾病用药经验撷英"。

2. 青风藤

如前所述,本病发病之风邪,循经入里直中肾脏、留滞不去,不是一般的疏散外风之药可以治疗的。青风藤是针对此风邪很好的一味药物。

青风藤,防己科植物青藤及毛青藤的干燥根茎,苦辛平,有毒,具有祛风湿、通经络、利小便的作用,最常用于风湿痹痛。目前用于治疗各种肾病的报道和研究也不少,主要是用其提取物青藤碱(sinomenine),已经有相关的青藤碱制剂在临床上运用。笔者临床中使用的是青风藤饮片,一般用量30g,也可加量使用,无论对于原发还是继发的肾小球疾病均具有一定作用,可降低蛋白尿。其副作用,比较常见的是过敏和肝功能损害,所以使用过程中可从小量(15g)开始,同时定期检测肝功能,如有异常立即停药,一般停药后均可恢复。

四、验案举隅

病案 1

贾某,女,44 岁。

初诊时间:2013 年 12 月 25 日。

主诉:双下肢及眼睑水肿 10 个月。

现病史:10 个月前无明显诱因出现双下肢及眼睑水肿,服用金匮肾气丸未见好转;2013 年 5 月就诊于某医院,肾穿刺提示:膜性肾病Ⅰ期,服用他克莫司、黄葵胶囊、氯沙坦钾(具体用量不详),未见明显好转,后停用他克莫司,并口服呋塞米 20mg,每日 1 次。现患者为求进一步治疗就诊于门诊。来诊症见:双下肢水肿,左下肢为重,眼睑水肿,视物不清,偶有腰酸、恶心,服用他克莫司后呕吐,饮食可,睡眠正常,二便尚可。

既往史:否认高血压、糖尿病等慢性病史,否认其他慢性病、传染病、外伤、输血史;否认药物及食物过敏史。

辅助检查:尿常规:pH6.0,SG1.025,PRO+,BLD+;肝肾功能:ALB 23.8g/L,CRE 73.6μmol/L,BUN 4.67mmol/L,CHO 7.9mmol/L,LDL 5.68mmol/L;肾穿刺:Ⅰ期膜性肾病。

中医诊断:水肿(脾肾亏虚,风邪入肾)。

西医诊断:慢性肾炎综合征,Ⅰ期膜性肾病。

治法:益肾祛风。

处方:生黄芪 80g　牛膝 40g　　穿山龙 20g　鸡血藤 20g

谷精草 30g　知母 30g

14 剂,配方颗粒,冲服,日 1 剂。

二诊:2014 年 1 月 8 日。

近日四肢及面部水肿,腹胀,肠鸣,纳、眠可,多梦,小便量不多,大便可。舌红,苔薄黄,脉弦滑。

处方:生黄芪 120g　汉防己 30g　玉米须 100g　大腹皮 60g

砂仁 10g　　泽兰 10g　　木瓜 60g　　苏梗 10g

全蝎 10g　　楮实子 40g

7 剂,配方颗粒,冲服,日 1 剂。

双嘧达莫 100mg,每日 3 次,口服;保肾康 50mg,每日 3 次,口服。

三诊:2014 年 1 月 15 日。

水肿略有好转,腹胀好转,小便量略有增加。

二诊方加党参 20g。7 剂,配方颗粒,冲服,日 1 剂。

四诊:2015 年 1 月 23 日。

腹胀,恶心,舌质尖红,苔薄白,脉沉细弦。

二诊方加半夏 6g,竹茹 20g,枳实 15g。14 剂,配方颗粒,冲服,日 1 剂。

五诊:2014 年 2 月 12 日。

双下肢水肿明显,舌质边尖红,苔薄白,脉沉弦。

二诊方加穿山龙 30g,鸡血藤 30g,豨莶草 30g,青风藤 40g,冬瓜皮 60g。14 剂,配方颗粒,冲服,日 1 剂。

六诊:2014 年 2 月 26 日。

双下肢水肿,视物模糊,鼻干。舌淡红,苔薄白,舌尖红点,脉滑数。辅助检查:ALB 20.7g/L;24hUpro 5.88g(尿量 1 700ml)。

处方:生麦芽 20g　神曲 15g　　焦山楂 15g　汉防己 20g

大腹皮 60g　砂仁 6g　　桃仁 10g　　楮实子 40g

山萸肉 40g　青风藤 60g　生黄芪 150g　枳实 10g

35剂,配方颗粒,冲服,日1剂。

七诊:2014年4月2日。

双下肢水肿,腹胀。舌质边尖红,苔薄白,脉沉细。辅助检查:ALB 19.4g/L。

处方:生黄芪200g　汉防己30g　大腹皮60g　木瓜80g

楮实子60g　红花10g　　枳实10g　　半夏10g

冬瓜皮60g

7剂,小包装,水煎分2次服。

后患者分别于2014年4月9日、2014年4月16日、2014年5月29日、2014年7月9日就诊,水肿加重时,守上方加赤小豆、茯苓、泽兰,ALB升高至29.3g/L,24hUpro降至2.4g(尿量1 100ml)。

十二诊:2014年11月20日。

自觉腹部不适,水肿明显好转。舌质淡红,苔薄白,脉沉细。辅助检查:24hUpro 1.62g(尿量1 200ml),ALB 40.7g/L,ALT 92.8U/L。

七诊方去汉防己、大腹皮、冬瓜皮,加五味子10g、五倍子3g、炒白术20g。30剂,配方颗粒,冲服,日1剂。

十三诊:2015年1月6日。

无明显不适,舌淡黯,苔薄白,脉弦。辅助检查:ALT 117U/L,AST 89.9U/L,ALB 51.5g/L,24hUpro 1.18g(尿量1 500ml)。

处方:十二诊方不变。30剂,配方颗粒,冲服,日1剂。

护肝片5片,每日3次,口服。

十四诊:2015年1月27日。

咽痒咳嗽,无痰,舌边尖红,苔薄白,脉沉细。辅助检查:ALT 27.4U/L,AST 16U/L,ALB 42.8g/L。

处方:生黄芪200g　楮实子50g　白术20g　　枳壳10g

五倍子3g　青果6g　　徐长卿30g　生甘草3g

30剂,配方颗粒,冲服,日1剂。

护肝片5片　每日3次,口服。

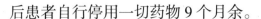

后患者自行停用一切药物 9 个月余。

十五诊:2015 年 11 月 17 日。

近日腹胀不适,大便可,舌质边尖红,苔薄白,脉沉细。辅助检查:生化检查:ALT 71.4U/L,AST 24.2U/L,GGT 143.8U/L,ALB 45.3g/L,CRE 55.2μmol/L;24hUpro 0.27g(尿量 2 100ml);血常规:RBC 4.36×10^{12}/L,HGB 132g/L。

处方:党参 10g　　白术 10g　　茯苓 10g　　炙甘草 3g

　　　陈皮 6g　　　半夏 3g　　　木香 3g　　　砂仁 3g

　　　枳实 6g　　　生麦芽 10g　鸡内金 10g　黄连 3g

　　　30 剂,配方颗粒,冲服,日 1 剂。

【按语】

患者初诊水肿较重,考虑脾肾亏虚,水湿不运,水液内停,故用生黄芪 120g,在健脾的同时达到利水的效果,而且现代药理学研究发现黄芪具有免疫调节作用,能够保护肾小球足细胞,改善肾小球滤过膜的通透性,有效降低尿蛋白。

二诊时患者水肿未见明显改善,此时急则治其标,治疗以利水消肿为主,《名医别录》中记载楮实子:"主治阴痿水肿,益气,充肌肤,明目。"表明楮实子有利水消肿之效,故予大剂量黄芪、楮实子、防己、玉米须等利水消肿,黄芪亦能补虚,可避免祛邪伤正之弊;经利水后患者水肿减轻,此患者易出现腹胀、恶心等不适,考虑方中大腹皮、玉米须、冬瓜皮等寒凉败胃,导致中焦气机失调,水湿运化不畅,去大腹皮、冬瓜皮等利水之药,予生麦芽、神曲、焦山楂、炒白术、半夏、枳实健脾宽中理气,调畅中焦气机;并继续予穿山龙、鸡血藤等祛风,以生黄芪、山萸肉健脾益肾治疗;七诊时患者水肿较重,血清白蛋白水平降至 20g/L 以下,重用生黄芪 200g,楮实子 60g,以健脾利湿为主,患者水肿渐消,尿蛋白定量逐渐下降;治疗过程中出现咽痒咳嗽等不适,予青果、徐长卿、生甘草清热利咽,上

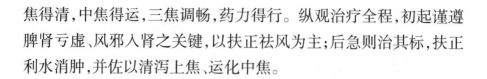

焦得清,中焦得运,三焦调畅,药力得行。纵观治疗全程,初起谨遵脾肾亏虚、风邪入肾之关键,以扶正祛风为主;后急则治其标,扶正利水消肿,并佐以清泻上焦、运化中焦。

病案2

邢某,男,66岁。

初诊:2012年7月5日。

主诉:眼睑及双下肢水肿1年余。

现病史:患者1年前无明显诱因出现眼睑、双下肢水肿,查24hUpro 3.4~6.6g,ALB 33.0g/L,CRE正常,曾服用激素及免疫抑制剂,效果不佳,后于外院肾活检提示:膜性肾病Ⅰ~Ⅱ期,未服用激素及免疫抑制剂治疗,后就诊于北京中医药大学东方医院肾病科,入院查24hUpro 7.63g(尿量不详),ALB 22.5g/L,CRE正常,患者拒绝激素及免疫抑制剂治疗,经利尿、降压、抗凝等治疗后出院,出院复查24hUpro 5.53g(尿量1 750ml),ALB 20.4g/L,CRE 70μmol/L,此次为求进一步治疗,就诊于门诊。来诊时见:尿多泡沫,腰部酸痛,纳、眠可,双下肢轻度水肿,余无明显不适。舌淡黯,苔薄白,脉弦。

既往史:有高血压病史4年,最高150/90mmHg,规律服用缬沙坦80mg,每日1次;硝苯地平控释片30mg,每日1次,血压控制尚可。

辅助检查:2012年6月15日24hUpro 6.602g(尿量950ml);生化检查:ALB 33.9g/L,BUN 6.6mmol/L,CRE 87μmol/L,TG 3.29mmol/L。

中医诊断:尿浊(脾肾亏虚,风邪入肾)。

西医诊断:①慢性肾小球肾炎,Ⅰ~Ⅱ期膜性肾病;②高血压1级,高危组。

治法:益肾祛风,佐以清热。

处方:金银花30g　　鱼腥草60g　　僵蚕20g　　　桔梗20g

　　　生黄芪30g　　桑寄生30g　　芦根20g　　　知母20g

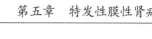

地骨皮 15g　豨莶草 60g　秦艽 15g　　蝉蜕 15g

80 剂,配方颗粒,冲服,日 1 剂。

二诊:2012 年 9 月 27 日。

无明显不适,舌尖红,苔薄白,脉弦滑。辅助检查:24hUpro 6.02g(尿量不详),ALB 31g/L。

处方:生黄芪 250g　桑寄生 30g　知母 20g　　地骨皮 18g

　　　秦艽 15g　　蝉蜕 15g　　穿山龙 60g　鱼腥草 30g

　　　生地 10g　　僵蚕 30g　　金银花 30g　炒白术 15g

　　　党参 20g　　桔梗 20g　　豨莶草 30g　当归 10g

30 剂,配方颗粒,冲服,日 1 剂。

三诊:2012 年 10 月 24 日。

咽不利,大便始干后偏稀,自觉无其他明显不适。舌尖红,脉沉细弦。辅助检查:24hUpro 3.71g(尿量 1 400ml),ALB 31.9g/L。

二诊方加芡实 20g、青果 6g。30 剂,配方颗粒,冲服,日 1 剂。

后患者以上方加减,出现咽喉疼痛时加射干、青果、玉蝴蝶;出现口腔溃疡时加黄连、肉桂;同时嘱患者按 1g/(kg·d)优质蛋白饮食,避免辛辣刺激性饮食,避免感冒;至 2015 年 1 月 21 日,患者 24 小时尿蛋白定量降至 0.184g,ALB 升至 46g/L,其间患者未出现明显不适,肝肾功能未见异常。

【按语】

该患者先天不足或者后天失养,导致脾肾亏虚,正虚精微不能固摄;"正气存内,邪不可干",脾肾不足,风邪趁虚而入,风性开泄,导致精微外泄,而见尿蛋白;风为百病之长,风邪易兼夹热邪侵害人体,久病导致气血运行失常,导致水湿、瘀血的产生,从而导致疾病反复发作或者迁延难愈。

本病治疗以生黄芪、桑寄生、党参健脾益肾为主,脾肾得助,水湿得运,精微得固;以知母、生地、地骨皮等清热,其意有二:一是制约黄芪、桑寄生、党参之热,防止助热生火;二是风邪兼夹热邪,可清泻此兼夹之邪。以穿山龙、秦艽、僵蚕、蝉蜕、豨莶草祛风降浊,同时予鱼腥草、金银花、桔梗等清热利咽之品,并予炒白术、党参益气养胃,防止寒凉败胃。

本病脾肾亏虚是根本,风邪入肾是关键。患者虽有热象,仍以辨病为主,重用生黄芪,予桑寄生、党参扶正,同时予穿山龙等祛风之药;继而辨证用药,佐以清热之品;辨病与辨证相结合,温清并用,补泻兼施。

病案 3

阮某,男,28 岁。

初诊:2015 年 5 月 27 日。

主诉:发现蛋白尿 1 个月余。

现病史:患者 1 个月余前因双下肢水肿就诊于北京大学第一医院肾内科,查 24hUpro 3.0g(尿量不详),ALB 24g/L,行肾穿刺提示:Ⅰ~Ⅱ期膜性肾病,予培哚普利及对症治疗,1 周后复查 24hUpro 3.95g(尿量不详),ALB 22.7g/L。后患者就诊于某医院,予中药健脾利湿治疗,未见明显好转。现患者为求进一步治疗就诊于门诊,来诊症见:时有头晕,无其他不适。舌质边尖红,苔薄白,脉沉细滑。

既往史:否认高血压、糖尿病等慢性病史,否认肝炎、结核等传染病史。

中医诊断:尿浊(脾肾亏虚,风邪入肾)。

西医诊断:肾病综合征,Ⅰ~Ⅱ期膜性肾病。

治法:益肾祛风。

处方:生黄芪 60g　桑寄生 20g　穿山龙 30g　鸡血藤 30g

　　　知母 15g

　　　14 剂,配方颗粒,冲服,日 1 剂。

二诊：2015年6月9日。

双侧太阳穴疼痛，舌质尖红，苔薄白，脉沉细弦。辅助检查：24hUpro 4.07g（尿量不详）。

首诊方加茵陈10g，五味子10g，金银花10g。14剂，配方颗粒，冲服，日1剂。

三诊：2015年7月3日。

近日感冒，舌质尖略红，苔薄白，脉沉细弦。辅助检查：肝功能略有异常（具体化验单未见）。

处方1：金银花15g　　防风6g　　　辛夷6g　　　鱼腥草30g
　　　　杏仁9g

　　　　3剂，配方颗粒，冲服，日1剂，先服。

处方2：生黄芪60g　　当归10g　　　生地10g　　　山萸肉10g
　　　　青果6g　　　玉蝴蝶6g　　五味子6g

　　　　14剂，配方颗粒，冲服，日1剂。

处方3：护肝片5片　每日3次，口服。

四诊：2015年7月30日。

有时咽痛，无其他明显不适，舌质红，苔薄白，脉沉细弦。辅助检查：24hUpro 1.4g（尿量1 900ml）。

三诊之处方2加射干10g，玄参10g。14剂，配方颗粒，冲服，日1剂。

五诊：2015年8月8日。

仍有咽痛、干咳。舌质尖红，苔薄白，脉象沉细。辅助检查：ALB 41g/L，24Upro 0.95g（尿量2 000ml）

三诊之处方2加金银花10g，射干6g，玄参10g，茜草6g，紫草6g。14剂，配方颗粒，冲服，日1剂。

六诊：2015年9月8日。

干咳好转，胃肠胀气，泄泻，舌质边尖红，苔薄白，脉沉细。

三诊之处方2加金银花10g，炒白术15g，炒山药20g，茯苓

20g。14 剂,配方颗粒,冲服,日 1 剂。

七诊:2015 年 9 月 17 日。

恶心,舌质边尖红,苔薄白,脉沉细。

处方:干姜 3g　　木香 3g　　砂仁 3g　　炒白术 15g

炒薏苡仁 20g

3 剂,配方颗粒,冲服,日 1 剂。

八诊:2015 年 10 月 8 日。

时有头晕,舌质红,苔薄白,脉沉细。辅助检查:24hUpro0.65g (尿量 1 750ml),BP 140/100mmHg

处方:三诊之处方 2 加白术 10g。14 剂,配方颗粒,冲服,日 1 剂。

氯沙坦钾 100mg,每日 1 次,口服。

九诊:2015 年 10 月 29 日。

胃部偶有不适,舌质边尖红,苔薄白,脉沉细弦。辅助检查: 24hUpro 0.63g(尿量 1 700ml)。

处方:三诊之处方 2 加白术 20g。14 剂,配方颗粒,冲服,日 1 剂。

【按语】

该患者无明显水肿、尿少、腰酸、乏力症状,仅检查异常,属"寡症",按寡症及微观辨证思想,其中医诊断为"尿浊",西医病理诊断为特发性膜性肾病,故辨证考虑脾肾亏虚、风邪入肾。首诊用益肾祛风法治疗,服药后未见好转,且肝功能出现轻度异常,考虑与祛风药有关,故再诊时停用。考虑患者感冒,一方以清热疏风法治外感;另一方治疗肾病,以扶正为主,方用黄芪、生地、当归、山萸肉补肾养阴,同时给予玉蝴蝶、青果清热利咽。之后患者咽痛、干咳,加用射干、玄参、茜草、紫草等清肺热利咽之品,一方面清热利咽治标,另一方面这些药物性凉,能佐制生黄芪、山萸肉的热性。经过这一阶段治疗,患者蛋白尿明显减少,病情好转。在随后的治疗过程中,仍以此法为主,但是患者咽痛、干咳好转,却出现胃部不适、泄泻等消化道症状,可能与用清热及滋补肾脏的药物有关,给予减少清热利咽之品,酌加健脾益气之品固护中焦。最后以补肾清热利咽健脾各法合用之方善后。

病案 4

刘某,女,39 岁。

初诊时间:2010 年 6 月 23 日。

主诉:发现尿中泡沫 4 个月,伴双下肢水肿 1 个月余。

现病史:患者 4 个月前乏力,轻体力家务劳动过程中亦需频繁坐卧休息;气短明显,登楼三步一歇,无胸闷喘憋;腰酸为甚,不愿屈伸腰腿,无肢体痿软。患者于如厕时发现尿中泡沫。1 个月前患者无明显诱因出现双下肢水肿,于社区医院查尿常规提示:PRO 0.3g/L,来北京中医药大学东方医院门诊查尿常规提示:PRO 1.5g/L,RBC 3~5 个 /HP;24hUpro 4.87g(尿量 2 200ml);生化检查示:ALB 27.4g/L,肾功能正常。乙肝五项、抗核抗体谱、肿瘤标志物未见异常,入院行肾活检,病理诊断:Ⅰ期膜性肾病。患者强烈拒绝服用激素及免疫抑制剂,同意接受中药治疗。症见:乏力,气短,懒于翻身及坐起,易汗出,口微苦,不喜冷饮,纳、眠可,大便偏稀,日 1 次,小便泡沫多,量、次可。舌淡,苔薄黄,脉沉滑。

既往史:慢性盆腔炎 1 年;慢性结膜炎 2 年。

中医诊断:尿浊(脾肾亏虚,风邪入肾)。

西医诊断:①肾病综合征,膜性肾病Ⅰ期;②慢性结膜炎;③慢性盆腔炎。

治法:健脾补肾祛风。

处方:生黄芪80g　　炒白术 20g　　怀牛膝 20g　　桑寄生 20g

　　　干姜 6g　　　　半夏 6g　　　　黄芩 6g　　　　黄连 6g

　　3剂,水煎服,日1剂。

　　二诊:2010年6月27日。

　　服上方3剂后患者自觉乏力及腰酸减轻,可坐立及床旁活动,仍有口苦,伴口干,大便成形,舌淡,苔薄黄,苔偏干,脉沉滑。

　　处方:生黄芪150g　炒白术15g　怀牛膝20g　桑寄生20g

　　　　　太子参40g　茯苓20g　生山药20g　菟丝子15g

　　　　　黄芩6g　　黄连6g　　黄柏9g　　蝉蜕10g

　　　　　秦艽20g　穿山龙10g　青风藤30g　地龙6g

　　7剂,水煎服,日1剂。

　　三诊:2010年7月5日。

　　服上方7剂后患者乏力、腰酸、气短诸证明显减轻,可完成洗衣、刷碗等家务劳动,尿中泡沫明显减少,口干、口苦症状基本消失。复查24hUpro 1.53g(尿量2 000ml),ALB 32g/L,遂出院至门诊随诊。半年后复查24hUpro 0.06g(尿量1 500ml),无明显不适,生活作息如常。

【按语】

　　该患者虽患肾病,然而水肿、尿量减少等肾病常见临床表现不甚典型,乏力等非特异性症状十分突出,以致影响生活。深究其因,考虑为肾失开阖,精微外泄不能充养肢体所致。分析方中诸药,牛膝、桑寄生、菟丝子等补肾,显而易见。而若将方中生黄芪仅与白术等药物归于健脾一伍,则过于狭隘。王好古《汤液本草》云:"黄芪入手少阳经、足太阴经,足少阴、命门之剂……补肾脏元气……是上、中、下、内、外三焦之药。"张元素认为:"黄芪补诸虚不足、益元气……入手足太阴气分,又入手少阳、足少阴命门。"由此可见黄芪入足少阴经,补益元气,大补肾气,是方中补肾要药。恐患者虚不受补,初用生黄芪80g,有投石问路之意。服药后患者乏力明显缓解,提示有效,故加大剂量以加强补益之力。

若拘泥于患者乏力一症,仅一味补益肾气,尚不能从根本上解决本病核心问题。风邪对本病发生、发展的重要性应被重视。因此加用蝉蜕、秦艽、穿山龙、青风藤以祛风,佐以地龙通肾络以助药行。同时加大生黄芪用量固肾扶正,以防风邪反复作祟,且生黄芪亦有祛风之功。

该患者口微苦而不喜冷饮、大便溏薄,是中焦寒热错杂之象,若仅大行补益之法,有壅遏脾土、生湿助热之嫌,中焦气机失畅,则药力不得输布,日久还可影响胃纳,以致气血生化乏源;若碍于中焦失和,仅行清补之法缓缓而治,恐药力不足,以致杯水车薪,病情迁延。因此选择干姜温中、半夏降逆、黄芩与黄连清泄湿热,以达辛开苦降之效,如此寒得以温,湿得以燥,热得以清,中焦气机调畅,药力得助。服药后大便成形,却见口干,考虑寒去热存,故去干姜,继用黄芩、黄连以清热,加用黄柏佐制补肾诸药之热,以防相火妄动。综观全方,以补肾之道扶正,祛风之法驱邪,并结合患者中焦寒热错杂的病机特点温清并施,方能奏效。

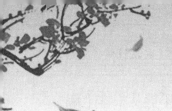

第六章　微小病变肾病

微小病变肾病其病理特点是光镜下肾小球基本正常,近端肾小管上皮细胞脂肪变性,电镜下肾小球上皮足细胞突起融合和消失。无系膜细胞增生、基质增宽和免疫复合物沉积为特点的原发性肾小球疾病。儿童、青少年常见,约占5岁以下儿童原发肾病综合征病因的90%。发病多急骤,常以水肿为最初表现,50%有前期感染(以成人多见),典型者临床表现为肾病综合征。对糖皮质激素治疗敏感,有易缓解和复发的倾向。

一、病机探讨

基于患者临床表现特点,中医多将本病归属"水肿"论治。本病多表现为肾病综合征,其辨治要点可参看肾病综合征内容。水肿发病与肺、脾、肾三脏功能失调有关,而大量蛋白尿漏出,精微外泄,主要责之脾、肾,同时,本病起病急骤,变化快,多在呼吸道感染后诱发或加重,均是风邪致病的特点,风邪内袭,风水相搏,水湿溢于肌肤;风邪入肾,肾失封藏,精微不固。加之本病对糖皮质激素敏感,部分甚至呈激素依赖型,长期、大量应用激素,致热邪内蕴,耗伤气阴,本虚更易招致邪留滞不去,故目前多认为本病为本虚标实、虚实夹杂证,脾肾亏虚为本,标实主要责之风邪,兼夹热、湿、瘀。

二、临证求索

1. 扶正是关键

本病高度水肿、大量蛋白尿为主要临床表现,水肿责之肺、脾、肾,尿浊多以脾、肾先后天失职为要,约50%本病患者因感冒诱发、复发或加重,"正气存内、邪不可干",以上均提示本病正气亏虚为本,故扶正是关键。常选四君子汤或玉屏风散加减。

2. 祛风不能忘

本病祛风有两层涵义:一是,基于本病虚实夹杂、脾肾亏虚为本、风邪入肾为标的病因病机,祛风是辨证论治的治法;二是,本病易因外感诱发或加重,祛风散邪是针对的诱因,以防止病情复发、加重,常选用金银花、荆芥、防风等。同时,外邪入里化热者,也应视具体病例及兼夹证候有所侧重,不可拘泥。如湿热互结者,可加黄芩、黄连、金银花、鱼腥草等清热;久病成瘀,瘀水互结者,可稍加桃仁、泽兰等行血以利水等。

3. 攻补重比例

由于本病对糖皮质激素敏感,临床上多中西医结合治疗,中医药治疗的同时减少糖皮质激素副作用。糖皮质激素属阳热之品,易致内热,招致外邪侵袭,患者易外感而使病情复发或加重,故本病治疗清热药与扶正药的比例至关重要,清热勿伤正,补益勿过用致加重内热,常用金银花、黄连、鱼腥草、知母等清利内热,与扶正药相辅相成,同时注重药量。病情缓解后,也常以清热药为主调整患者内热体质,尤其平素易反复上呼吸道感染患者,或口服汤药,或代茶饮,以防病情反复,是谓"上工治未病"也。

4. 急则治其标

中药在本病的治疗中的多重角色,可以着力于保护肾功能、减少蛋白尿,也可以配合激素、免疫抑制剂减少其副作用,更可以在出现合并症、变证时,对症亦对证治疗,充分发挥中医药治疗本病的特色。对于本病,重视清内热、祛肺热,积极控制感染、预防感染发生是治疗的另一大关键,对于以急性感染为主的患者,需急则治其标,先驱邪为要,感染控制后再治疗其肾病。本病患者的感冒,因其"内热"病机,即使为风寒之邪侵袭肌表也易迅速化热,治疗一一般用疏散风热、清热解毒之法,不宜使用如麻黄汤、桂枝汤等温散方药。

三、用药心得

1. 祛风药

基于本病病因病机,常选黄芪、穿山龙等加减论治;基于外感诱因,常选用金银花、防风、荆芥、牛蒡子等祛风散邪。

2. 清热药

常选用金银花、知母、玄参、牛蒡子及山豆根等。对于咽痛、苔黄的患者,同时制约补益扶正药的温热之性。

四、验案举隅

病案 1

胡某,男,17 岁。

初诊时间:2015 年 9 月 24 日。

主诉:发现蛋白尿 5 年。

现病史:5 年前感冒后出现全身水肿,于当地医院查尿常规示:PRO(++++),ERY(-);24 小时尿蛋白定量不详;血脂及血肌酐正常(具体未见);血压正常,诊断为“肾病综合征”。予泼尼松 60mg,每日 1 次,口服,1 周后尿蛋白转阴,规律撤减激素,泼尼松减至 50mg,隔日 1 次时因感冒,再次出现 PRO(++++),于当地医院住院治疗,行肾穿刺活检示“微小病变肾病”。泼尼松加至 60mg,每日 1 次,口服,并加用环磷酰胺注射液(半月 1 次,具体用量不详),后尿蛋白转阴,环磷酰胺静脉滴注 7 次后无明显诱因再次出现蛋白尿,尿常规:PRO(++++),停用环磷酰胺,方案调整为:泼尼松 60mg,每日 1 次,口服,联合环孢素 50mg,每日 2 次,口服。后尿蛋白转阴

(具体时间不详),2 个月后规律撤减泼尼松及环孢素,泼尼松停用
1 个月、环孢素减至 50mg,每日 1 次时,再发尿蛋白,西医建议再次
使用激素治疗,患者家属拒绝,就诊于北京中医药大学东方医院门
诊。来诊时症见:感冒鼻塞,自觉有少量痰,无发热,无咽痛,余无
明显不适。舌边尖红,苔薄白,脉沉细弦。

既往史:既往体健。

辅助检查:2015 年 9 月 22 日 尿常规:PRO(+++);ALB:34.3g/L。

中医诊断:尿浊(脾肾气虚,风热内扰)。

西医诊断:难治性肾病综合征,微小病变肾病。

治法:益气清热祛风。

处方:生黄芪 30g　生白术 10g　防风 3g　　金银花 10g
　　　桔梗 10g　　僵蚕 10g　　黄芩 6g　　　鱼腥草 30g
　　　太子参 15g　佛手 6g

14 剂,配方颗粒,水冲服,日 1 剂。

同时,患者家属再次明确拒绝激素治疗,故未加用激素,并嘱
患者停用环孢素。

二诊:2015 年 10 月 8 日。

无明显不适。舌边尖红,苔薄白,脉沉细弦。辅助检查(2015 年
10 月 8 日,北京中医药大学东方医院):24hUpro 7.72g(尿量 3 400ml)。

上方改鱼腥草 40g、生黄芪 100g,加五倍子 1g、青果 3g。14 剂,
配方颗粒,水冲服,日 1 剂。

三诊:2015 年 10 月 15 日。

有些恶心。舌质尖红,苔薄白,脉沉细。辅助检查(2015 年 10
月 14 日,北京中医药大学东方医院):24hUpro 4.82g(尿量 2 100ml),
ALB 27.1g/L。

二诊方去鱼腥草。14 剂。配方颗粒,水冲服,日 1 剂。

四诊:2015 年 10 月 29 日。

仍有些恶心,有些腹胀。舌脉同前。辅助检查(2015 年 10 月

28日,北京中医药大学东方医院):24hUpro 3.78g(尿量1 600ml),ALB 22.3g/L。

三诊方加砂仁3g。14剂,配方颗粒,水冲服,日1剂。

后患者服后无明显不适,于当地医院抄方1次。

五诊:2015年11月26日。

略恶心。舌质淡,苔薄白,脉沉。辅助检查(2015年11月25日,北京中医药大学东方医院):24hUpro 0.10g(尿量2 200ml),ALB 22.4g/L。

四诊方加竹茹、半夏、鱼腥草,去砂仁。

处方:生黄芪100g　生白术10g　防风3g　　　太子参15g

金银花10g　桔梗10g　　僵蚕10g　　黄芩3g

鱼腥草10g　佛手6g　　　五倍子1g　　青果3g

竹茹20g　　半夏6g

14剂,配方颗粒,水冲服,日1剂。

追问患者饮食情况,患者诉患病以来当地民俗要素食,忌肉、蛋、奶,告知应低盐低脂、优质蛋白饮食,嘱调整饮食习惯。

后24小时尿蛋白维持在0.01~0.07g,ALB逐渐升至正常,自觉无明显不适,中药在前方的基础上对症加减。

【按语】

本案西医诊断为"难治性肾病综合征,微小病变肾病"。本病常因感冒复发,"正气存内、邪不可干",提示正气亏虚为本,又外感风邪;对糖皮质激素敏感,就诊前已长期间断采用糖皮质激素单用或联合治疗,此类药物药性属中医阳热之品,查其舌边尖红,也提示内热病机的存在。基于中医基础理论与现代病理学知识相结合,当以益气清热祛风法治疗本病。方用玉屏风散加减。方中黄芪、太子参、白术共凑益气固表之功,防风、僵蚕、金银花、黄芩、鱼腥草以祛风清热,少用桔梗宣肺化痰,佛手理气调中。本案组方精炼,用药配伍精准,有以下两点值得重视:其一,注意扶正与清热药的比例,以扶正为主,少佐清热,选太子参配合生黄芪,取其补气而不燥之性。其二,本案治疗注重风邪,佐以祛风药,常选黄芪、金银花等。二诊时患者自觉恶心,考虑鱼腥草味腥,患者不易耐受,故去之。此外,临床报道五倍子有收敛固精、减少蛋白尿的独特作用,故配合使用。针对患者病机,益气清热祛风并用,数剂即见疗效。

病案2

罗某,女,19岁。

初诊:2011年8月8日。

主诉:发现蛋白尿半年,咳嗽1周。

现病史:半年前发现蛋白尿,外院肾穿刺活检后,明确诊断"肾病综合征,微小病变肾病",现服用糖皮质激素治疗。1周前受凉后出现咳嗽,痰黄,咽部不适,无发热恶寒,无汗出,无肢体酸痛。舌尖红,苔薄白,脉沉细弱。

中医诊断:①感冒;②尿浊(风热犯肺)。

西医诊断:①上呼吸道感染;②肾病综合征,微小病变肾病。

治法:疏风清热,化痰利咽。

处方:金银花30g　鱼腥草20g　芦根20g　　桔梗10g

　　　川贝2g　　　僵蚕10g　　生甘草3g　　山药10g

　　　3剂,水煎服,日1剂。

二诊:2011年8月11日。

感冒症状基本消失,仅晨起少许黄痰,自觉乏力,大便干,1~2天1次。舌尖红苔薄白,脉沉细。守前方加瓜蒌20g,改川贝剂量为6g。

【按语】

感染可导致微小病变肾病复发或加重,因此提高免疫力、减少感染发生频率对本病尤为重要。当感冒发生时,必定急则治其标,先处理感冒,这也是本病的治疗原则。该患者服用激素治疗,内热病机存在,咳嗽、痰黄、舌尖红,均提示风热犯肺,治以金银花、鱼腥草、芦根、僵蚕、生甘草清热解毒,川贝、桔梗清化痰热,考虑本虚的基本病机,避免寒凉之品克伐脾土,少用山药补益脾肾、扶助正气、不助热。二诊感冒症状迅速缓解。

病案 3

葛某,男,3 岁。

初诊时间:2015 年 5 月 28 日。

主诉:发现蛋白尿、水肿 1 年。

现病史:1 年前因尿中有泡沫、水肿于当地医院就诊,诊断为"肾病综合征",行肾穿刺结果提示"微小病变肾病",予以糖皮质激素联合环孢素治疗(具体用法、用量不详),蛋白尿好转,仍反复水肿、尿中有泡沫,为求中西医结合诊治就诊。来诊症见:腹痛,轻度水肿,尿中可见泡沫,纳可,盗汗,大便调。

既往史:既往体健。

中医诊断:水肿(脾肾气虚,风热内扰)。

西医诊断:微小病变肾病。

治法:健脾益肾,益气清热。

处方:太子参 10g　炒白术 10g　炒薏苡仁 10g　炒山药 10g
　　　生黄芪 20g　仙鹤草 20g　柴胡 2g　　　升麻 2g
　　　金银花 3g　　浮小麦 10g　桑叶 3g　　　鸡内金 5g
　　　生麦芽 5g　　赤小豆 6g

14 剂,水煎服,日 1 剂。

百令胶囊,每日 4 粒,口服。

二诊:2015 年 6 月 11 日。

睡眠后汗出,尿频,便干,日 2 次,舌红,苔薄白。

守首诊方去炒薏苡仁,改白术、山药为生用,柴胡、升麻均加量

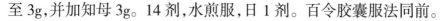

至 3g,并加知母 3g。14 剂,水煎服,日 1 剂。百令胶囊服法同前。

三诊:2015 年 7 月 9 日。

夜尿 2 次,大便头硬。舌质黯红,苔薄白干,脉弦滑。

守首诊方,太子参、生黄芪、仙鹤草、浮小麦、金银花均加量,并加青风藤、五倍子。

处方:太子参 15g　生白术 10g　生山药 10g　生黄芪 30g

仙鹤草 40g　柴胡 3g　升麻 3g　金银花 5g

浮小麦 20g　桑叶 2g　鸡内金 5g　生麦芽 10g

赤小豆 10g　知母 4g　青风藤 5g　五倍子 1g

知母 3g

14 剂,水煎服日 1 剂。

百令胶囊 2 粒,每日 2 次,口服。

四诊:2015 年 8 月 6 日。

家属代诉:因冷致咳嗽、发热,肚子尚痛,夜间小便。

守三诊方加陈皮 1g、枳壳 3g、葛根 3g、桑螵蛸 3g,仙鹤草减量为 25g。14 剂,水煎服,日 1 剂。

五诊:2015 年 9 月 10 日。

纳、眠尚可,昨日起咽部不适、咳嗽,无发热,无腹部不适,大便调。

治法:①清热解毒利咽;②健脾益肾,益气清热

处方 1:金银花 6g　防风 3g　荆芥 3g

14 剂,水煎服,日 1 剂。

处方 2:太子参 15g　生白术 10g　生山药 10g　生黄芪 30g

仙鹤草 20g　金银花 5g　浮小麦 10g　桑叶 2g

鸡内金 5g　生麦芽 10g　青风藤 8g　知母 3g

连翘 3g　木香 2g　砂仁 1g　桔梗 3g

菊花 2g　地肤子 3g

14 剂,水煎服,日 1 剂。

六诊:2015 年 10 月 8 日。

家人代诉:感凉后易咳嗽,不易醒,畏寒,现激素减至隔日 3 片。

守五诊方,知母加至 4g,仙鹤草加至 30g,加仙灵脾 1g。28 剂,水煎服,日 1 剂。

七诊:2015 年 11 月 12 日。

咳嗽 10 余天,大便时有偏干,舌尖红,苔薄白,脉沉细。

处方 1:玉蝴蝶 1g　青果 1g　僵蚕 3g　鱼腥草 5g
木香 2g　砂仁 1g　生麦芽 6g　鸡内金 3g
竹茹 6g　浙贝母 1g　桔梗 3g　生甘草 1g
5 剂,水煎服,日 1 剂。

处方 2:炙紫菀 10g,炙款冬花 15g,冰糖 25g
5 剂,代茶饮。

处方 3:太子参 20g　生白术 6g　山药 6g　生黄芪 20g
仙灵脾 1g　鸡内金 5g　浮小麦 15g　金银花 5g
木香 2g　砂仁 1g　生麦芽 10g　仙鹤草 30g
青风藤 8g　桔梗 3g　鱼腥草 5g　知母 3g
枳壳 3g
28 剂,水煎服,日 1 剂。

八诊:2016 年 1 月 7 日。

来人代诉:大便干,偶咳,夜汗出,难以入睡,早上鼻涕多,舌尖红。

守七诊之处方 3,加桑叶 3g、百合 3g、天冬 3g、佛手 3g、石斛 6g,增加知母剂量至 5g,山药 6g 改为生山药 6g。28 剂,水煎服,日 1 剂。

九诊:2016 年 1 月 29 日。

来人代诉:大便干,60%~70% 时间眠差,难入睡。八诊方加合欢花 6g、煅龙牡(各)10g。14 剂,水煎服,日 1 剂。

十诊:2016 年 3 月 10 日。

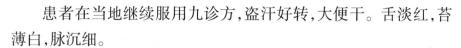

患者在当地继续服用九诊方,盗汗好转,大便干。舌淡红,苔薄白,脉沉细。

守九诊方加栀子 1g、五味子 3g、生地 3g、山萸肉 3g,改太子参15g。14 剂,水煎服,日 1 剂。

十一诊:2016 年 4 月 7 日。

来人代诉:白天及夜间仍微有出汗,偶有些咳嗽。

处方1:守十诊方加五味子 3g、麻黄根 1g,煅龙骨和煅牡蛎之剂量各加至 15g。28 剂,水煎服,日 1 剂。

处方2:杏仁 3g　　竹茹 6g　　玉蝴蝶 3g　　桔梗 6g

　　　　炙百部 6g　菊花 6g　　生白术 6g　　辛夷 3g

　　　　生甘草 3g

　　　　5 剂,水煎服,日 1 剂。

【按语】

患儿微小病变肾病,西药以激素、免疫抑制剂联合治疗后实验室指标缓解,但水肿、盗汗、大便干、眠差症状突出,反复咽部不适、咳嗽、咳痰,基于前述关于微小病变肾病的认识,本病素体及药源性因素,正虚及内热病机同时存在,治疗以健脾益肾扶正,清除内热以祛邪,因其为小儿,"阳常有余",故内热症状明显,反复调整处方,加用清热之品。治疗上,整体与局部、标与本均需兼顾。一方面,以微小病变肾病治疗为主;另一方面,其反复外感、感染是本病复发、难愈的关键,急则治其标,重视清内热、祛肺热,积极控制感染、预防感染。

第七章　过敏性紫癜性肾炎

　　过敏性紫癜性肾炎是过敏性紫癜出现肾脏损害时的表现,而过敏性紫癜是一种常见的血管变态反应性疾病,最常见的临床表现为四肢皮肤紫癜,肾脏损害一般发生在紫癜出现后一个月内,以血尿、蛋白尿为主要临床表现,肾脏病理一般是以 IgA 沉积为主的系膜增生性肾小球肾炎。

　　此病的一般治疗主要为休息、避免接触可疑过敏物、避免寒冷、预防上呼吸道感染,病情严重时西医治疗选用激素联合免疫抑制剂。中医药或中西医结合治疗能缓解其发作次数及发作时症状,降低 24 小时尿蛋白定量,保护肾功能。

一、病机探讨

　　过敏性紫癜性肾炎的病理表现一般是以 IgA 沉积为主的系膜增生性肾小球肾炎。微观来看,系膜细胞是其主要的侵犯对象,系膜细胞的固有成分具有类似平滑肌的收缩和舒张功能,又"肝主身之筋膜,脾主肌肉",取类比象,二者有相通之处;心主血,肺朝百脉,紫癜性肾炎宜从肝脾、心肺、肾论治。炎症局部性热,为局部功能偏亢进的表现,而整体为虚,虚则受邪,自然界中风为百病之长,风邪趁虚入里扰肾,肾封藏功能失职,故出现蛋白尿,扰动肾络,则出现血尿;风邪入里化热,热迫血溢,故出现皮肤紫癜。

　　此类患者以"整体虚,局部实"为主要病机特点。患此病人群先天不足,体质虚弱,风邪扰动肾络及肌表血络,导致蛋白尿、血尿、皮肤紫癜。热邪日久势必耗伤气阴,治疗时应注意。

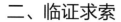

二、临证求索

1. 分紫癜期与非紫癜期

临床治疗分紫癜期与非紫癜期。紫癜期的治疗主要与风邪、血热有关,并兼有气阴两虚,治疗以清热凉血、益气滋阴为主。非紫癜期以清热祛风为主。

2. 祛风兼顾清热,除邪兼抗过敏

患者特点为"整体虚,局部实",体虚者多出现阳不足,阳不足必兼气虚,气虚则推动能力下降,故常致气郁,风邪侵入气郁之体,极易化热,风热之邪游走于体内,于脏腑经络虚弱处致病。此病易侵犯肾脏及血管,侵犯肾脏则影响其封藏功能,故出现蛋白尿。风热扰动血络,热迫血溢,故出现血尿、皮肤紫癜。临床运用扶正治法时常助热,故治疗时应兼顾清热,以祛邪为主,扶正为辅,治法为祛风清热兼扶正。

3. 凉血褪斑

紫癜及血尿的出现提示机体营分、血分受扰,血尿与皮肤紫癜临床表现虽异,但病机同为血分、营分受扰,故治疗时应选用入血分且具有凉血作用的药物,凉血活血、褪斑,以达到斑褪、血尿消除的目的。

4. 整体辨证

有些患者的临床表现除血尿、蛋白尿、皮肤紫癜外,同时伴有其他较明显的症状,此临床症状足以影响目前紫癜的疾病状态。比如患者来诊时伴有严重腹泻,会影响口服药物的消化吸收,从而影响原发疾病的治疗效果,故此时应整体辨证,即"急则治其标",治疗兼夹的、较明显的临床症状,是当务之急,且在此类症状好转之后,常会伴有机体自身的免疫调节修正,最终其血尿、蛋白尿、紫癜的临床表现也会改善。故治疗时注重整体辨证,关注对机体影响较大的临床表现,最终使治疗受益最大化。

5. 避免劳累

本病常因劳累复发或者加重,尤其在儿童患者中更常见,故除了治疗用药外,应反复叮嘱患者一定不要劳累,以免疾病复发或加重。

三、用药心得

1. 扶正药

扶正以健脾益肾为主,健脾以四君子汤之党参、白术为代表,补肾药物选用六味地黄丸之山萸肉、山药,加枸杞子以补益肝肾,滋阴养血,同时能调和药味。另外,大剂量生黄芪补全身之气,现代药理研究其可减轻蛋白尿,已被多数医家应用于临床,笔者在临床的治疗经验中发现,生黄芪治疗蛋白尿、水肿疗效确切,但其初始剂量需大,一般50~60g起步,使用时应注意防止其热性助火,应加入凉药反佐。仙鹤草又名"脱力草",因其补虚作用疗效可靠,且兼具止血作用,作为临床常见的补虚药物。

2. 祛风药

因风邪直中肾脏,位置较深,祛外风药已不能深入病体祛除隐入肾络之风邪,对于蛋白尿的患者,应侧重选用具有祛深入之风、通络的药。临床多选用豨莶草、穿山龙等,此类药物均具有祛风湿兼活血通络的作用,《本草纲目》中豨莶草的作用:"治肝肾风气,……风湿诸疮。"此二味药治疗肾炎血尿、蛋白尿的作用可靠,在临床中取得了良好的疗效。秦艽、青风藤、白蒺藜也作为过敏性紫癜性肾炎的常用中药。秦艽具有祛风湿、清湿热等作用,入下焦,可清湿热之肠风下血,为风中润药,取其可祛风清热兼养血,防止过燥伤及血分,加重皮肤紫癜;青风藤祛风除湿、活血通络,白蒺藜祛风行血,配合祛风药物祛除风邪。

3. 清热凉血药

因风热之邪扰血络,属热,故治疗时此类药物一般会选用入心经、肾经的凉血药。生地清心热、凉血褪斑,配合大小蓟、白茅根、槐花、旱莲草清血分之热,走下焦,使热退斑消、血尿消除。

4. 用药忌热

因此类疾病本质为阳、热之反应,故治疗时即使有正虚存在,选药也应防止扶正太过,防止整体药性偏热,不利于疾病治疗。在平时饮食等调护上也应忌热。

5. 常用方剂

在治疗过敏性紫癜时常会选用枳实芍药散、当归饮子进行加减。枳实芍药散出自《金匮要略》,原方治疗"产后腹痛,烦满不得卧",考虑病机为热郁于内,与紫癜性肾炎的热郁在里病机相似。当归饮子出自《重订严氏济生方》,方由当归、生地、川芎、白芍、荆芥、防风、黄芪、白蒺藜、何首乌、生甘草组成,适合于内蕴风热而出现各种皮肤疾病的患者。其中,四物汤合何首乌滋阴养血,且其中生地不助热,荆芥、防风祛风,白蒺藜配何首乌一散一补,散风邪,补肝肾。

四、验案举隅

病案 1

夏某,女,42 岁。

初诊时间:2008 年 10 月 9 日。

主诉:反复发作双下肢紫癜 1 个月余,蛋白尿 1 周。

现病史:患者 1 个月前无明显诱因出现双下肢皮肤散在紫癜,呈对称性,针尖样大小,色鲜红,未融合成片,大小形态不规则,不高出皮肤,压之不褪色,当时未予重视,2 周后到北京中医药大学东方医院皮肤科求治,考虑为过敏性紫癜,给予维生素 C、氯雷他定片口服,皮肤紫癜渐消褪。1周前患者因感冒再次出现双下肢皮肤紫癜,遂于北京中医药大学东方医院呼吸科就诊,尿色正常,进一步查尿常规示:pH 5.0,PRO 0.75g/L,镜检 RBC 3~6 个/HP;给予阿莫西林、双黄连口服液、中药汤药口服等治疗,皮肤紫癜未有明显好转,后转我科门诊求治,查尿常规:PRO 0.75g/L,ERY 250/μl,镜检 RBC 2~4 个/HP;为求系统治疗收入我科。入院症见:双下肢散在皮肤紫癜,呈对称性,针尖样大小,色黯红,大小形态不规则,不高出皮肤,压之不退色,微有鼻咽干痒,无口腔溃疡,无光过敏,无关节疼痛,无腹痛黑便等,纳、眠可,二便调。

既往史:30 余年前患肺结核,已治愈;否认慢性病史;否认手术、外伤及输血史;否认药物及食物过敏史;母亲患有高血压、2 型糖尿病、冠心病。

中医诊断:血证,紫斑(脾肾亏虚,风邪入肾化热)。

西医诊断:过敏性紫癜,紫癜性肾炎。

治法:祛风清热,凉血褪斑。

处方:
生地 20g	大小蓟 60g	白茅根 60g	旱莲草 30g
槐花 15g	穿山龙 15g	青风藤 15g	秦艽 20g
白蒺藜 30g	柴胡 6g		

7 剂,水煎服,日 1 剂。

二诊:2008 年 10 月 16 日。

患者双膝及大腿内侧可见散在新发紫癜,量不多,鼻咽干痒明显减轻,纳、眠可,二便调。

辅助检查:24hUpro 0.57g(尿量 2 200ml);尿常规:镜检 RBC 5~10 个/HP;尿红细胞相位差:红细胞 2~6 个/HP,正常 1~2 个/HP,异常 1~4 个/HP;血常规、生化、凝血、血沉、大便常规 + 潜血、抗核抗体谱 + 自身抗体谱、风湿三项 + 免疫球蛋白 + 补体等检查均未见明显异常;过敏物筛查:香菇、鱼类混合物、金属铬过敏;腹部 B 超、泌尿系 B 超:未见明显异常;心电图:大致正常。

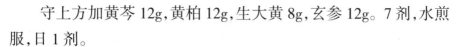

守上方加黄芩 12g,黄柏 12g,生大黄 8g,玄参 12g。7 剂,水煎服,日 1 剂。

2008 年 10 月 21 日复查 24hUpro 0.26g(尿量 2 200ml),皮肤紫癜逐渐消褪,未再出现新发紫癜,上方继服 2 周。

【按语】

本病西医诊断为"过敏性紫癜,紫癜性肾炎",过敏性紫癜是一种常见的血管变态反应性疾病。因本患者正虚症状不明显,侧重祛邪,扶正为其次。治疗应祛风清热、凉血褪斑。秦艽具有祛风湿、清湿热等作用,入下焦,可清湿热之肠风下血,又因其为风中润药,取其可祛风清热兼养血,防止过燥伤及血分,加重皮肤紫癜;穿山龙、青风藤祛风除湿、活血通络,现代药理研究具有抑制免疫反应的作用,可能与修复损伤的系膜细胞及足细胞有关。生地清心热、凉血褪斑,配合大小蓟、白茅根、槐花、旱莲草可凉血、清血分之热,使热退斑消;白蒺藜祛风行血,配合祛风药物祛除风邪。诸药合用,起到清热祛风、凉血褪斑的功效。在治疗中如果患者服药后无明显副作用,可耐受凉药,可酌情视紫癜及血尿、蛋白尿情况增加凉血药物的剂量,病程长、皮下可见黯紫色陈旧紫癜的患者可加大黄祛瘀生新。

过敏性紫癜性肾炎主要以正虚邪扰为主,若临床表现以邪实为主,正虚不明显时,应以祛邪为主,祛邪治疗以祛风凉血为法。病情日久,可酌加扶正药物,扶正药物忌药性偏热。服药期间忌辛辣刺激食物,避免劳累。

病案 2

刘某,男,61 岁。

初诊时间:2011 年 8 月 24 日。

主诉:下肢皮肤紫癜伴蛋白尿半个月余。

现病史:患者 2011 年 8 月因下肢皮肤紫癜伴蛋白尿于外院就诊,诊断为过敏性紫癜性肾炎,多次查 24 小时尿蛋白均偏高(具体不详),肾功能正常,未予特殊治疗。来诊时见:双下肢皮肤可见散在黯紫色紫癜,自觉睡眠差,未诉明显不适,纳可,大便 2~3 次 /d,舌质淡红,苔薄白,脉沉细。

既往史:否认慢性病史;否认药物及食物过敏史;否认家族遗传病史。

中医诊断:紫癜(脾肾亏虚,阴虚阳亢)。

西医诊断:过敏性紫癜性肾炎。

治法:健脾益肾,滋阴潜阳。

处方:生黄芪 50g　党参 30g　山萸肉 30g　山药 30g
　　　生地 20g　　熟地 20g　　枸杞子 15g　龟甲 20g
　　　杜仲 15g　　陈皮 3g　　　知母 20g　　白术 20g
　　　珍珠母 60g　煅龙骨 60g　煅牡蛎 60g
　　　14 剂,水煎服,日 1 剂。

二诊:2011 年 10 月 12 日。

双下肢皮肤紫癜分布较前减少,未见新发皮肤紫癜。时有乏力,大便 3 次 /d,舌质淡红,苔薄白,脉弦滑。辅助检查:尿常规:PRO(++),RBC 2~3 个 /HP;24hUpro 2.00g(尿量不详)。

治法:健脾益肾,滋阴潜阳,祛风通络。

处方:生黄芪 50g　山药 30g　　白术 20g　　桑寄生 20g
　　　豨莶草 30g　穿山龙 30g　鸡血藤 30g　仙鹤草 30g
　　　煅龙骨 60g　煅牡蛎 60g　桑螵蛸 20g　当归 10g
　　　14 剂,水煎服,日 1 剂。

三诊:2012 年 3 月 22 日。

双下肢皮肤紫癜不明显。腹泻,大便不成形,每日 3~6 次,无水样便,无腹痛,无便血,舌质略黯,苔薄白,脉沉细。辅助检查:24hUpro 1.86g(尿量不详);尿常规:SG1.030,pH5.5,PRO 0.3g/L。

处方:赤石脂 60g　炒白术 30g　炒薏苡仁 30g　炒山药 30g

　　　芡实 30g　　山萸肉 20g　川芎 15g

　　14 剂,水煎服,日 1 剂。

四诊:2012 年 4 月 19 日。

腹泻减轻,每日 2~5 次,糊状。舌脉同前无明显变化。辅助检查:24hUpro 1.45g(尿量不详)。

守三诊方加枸杞子 15g,何首乌 10g,党参 20g,土茯苓 30g。14 剂,水煎服,日 1 剂。

五诊:2012 年 5 月 10 日。

大便每日 2~4 次,糊状。舌脉同前无明显变化。辅助检查:24hUpro 1.29g(尿量不详);尿常规:PRO 0.2g/L,BLD(++)。

守三诊方加枸杞子 20g,何首乌 20g,党参 40g,土茯苓 30g,山萸肉 30g。14 剂,水煎服,日 1 剂。

六诊:2012 年 8 月 9 日。

大便 2~3 次,糊状,自汗,舌淡黯,苔薄白,脉沉细。辅助检查:尿常规:PRO(++);24hUpro 0.75g(尿量不详)。

治法:健脾益肾,祛风除湿通络。

处方:生黄芪 10g　炒白术 30g　炒薏苡仁 30g　炒山药 30g

　　　芡实 30g　　山萸肉 20g　川芎 10g　　枸杞子 20g

　　　何首乌 20g　党参 40g　　豨莶草 20g　鸡血藤 20g

　　　赤石脂 60g　五味子 6g

　　14 剂,水煎服,日 1 剂。

就诊期间,患者因工作繁忙,故未能按时来诊,两次就诊期间会随方取药服用。六诊后患者不时复诊,以三诊方为基础进行加减,监测 24 小时尿蛋白定量在 0.08~0.12g,肾功能正常。

【按语】

根据其临床表现及理化检查,本患者可诊断为过敏性紫癜性肾炎。过敏性紫癜性肾炎主要以正虚邪扰为主,正虚责之脾肾亏虚,外邪主要为风邪直中肾脏,病程日久者多伴有瘀血阻络。治疗以补为主,治法为补益肝肾、祛风通络。此患者慢性病程,迁延不愈,初次就诊伴有明显失眠,故在扶正基础上加入滋阴潜阳药物辅助睡眠,经治疗后患者失眠症状好转,遂在二诊加入豨莶草、鸡血藤、穿山龙等祛风药物。而此时患者出现了严重腹泻,急则治其标,故应先以补益脾肾、涩肠止泻为主。同时暂停用生黄芪,因大量生黄芪有致腹泻作用。经治疗后腹泻较前好转,可从小量开始加入生黄芪补气,减少尿蛋白。经过长时间的综合诊治,尿蛋白下降至正常范围,达到临床痊愈。

第八章　狼疮性肾炎

狼疮性肾炎是系统性红斑狼疮的严重并发症,是我国常见的继发性肾小球疾病之一。本病根据病理特点分为 6 型,病变活动程度及严重程度各异。本病临床表现轻重不一,轻者可仅为慢性肾炎综合征,重者可见肾病综合征,甚至急进性肾炎综合征表现,预后不良。

免疫抑制治疗是狼疮性肾炎最主要的治疗手段,治疗强度根据临床表现、狼疮的血清学检查结果及肾脏病变组织学活动度确定。诱导缓解期常需在短时间内接受大剂量糖皮质激素冲击治疗,配合口服或静脉滴注细胞毒药物。其常见的毒副作用如肝肾损害、骨髓抑制、代谢异常、骨质疏松等,是影响治疗进度和最终疗效,特别是导致患者生活质量下降的主要不良因素。

一、病机探讨

中医将系统性红斑狼疮归属于"红蝴蝶疮""阴阳毒"等病范畴,狼疮性肾炎多从"水肿""肾痹"论治。本病病性为本虚标实:本虚为肝、脾、肾之气阴不足,标实为风、热、毒、湿、瘀。热是狼疮性肾炎最主要的病机。狼疮患者素体多热,且多存在肝肾阴虚,再遇外感、日晒、劳倦、药毒等外邪,致热势更盛,但热的表象不典型,如不甚口渴而喜冷饮;舌尖微红,舌质偏干;寸、关脉多弦、滑。风邪在本病的发病及临床表现上较为突出,在疾病活动期,病势急骤,风挟热、毒、瘀、湿,尽显善行数变之本色,如关节疼痛游走不定、皮疹红斑、口腔溃疡、水肿、尿血等。维持治疗阶段,外风由表及里潜伏肾中,形成肾中之风,致尿浊、尿血缠绵难愈。因此治疗以清热、祛风为总法,祛邪方面兼凉血、解毒、散瘀,扶正以调补肝、脾、肾为主。

二、临证求索

1. 祛风分期而治

因风邪在本病不同时期表现有所不同,故本病祛风不可一概而论,强调分期而治:在疾病活动阶段,风邪外化可见,容易辨识,可从外风论治,治以宣散为主,同时兼顾狼疮热、毒、瘀病机,在祛风的同时予清热解毒、凉血散瘀;在维持治疗阶段,外风症状多不突出,以风扰肾络、开阖失职为主,应以补肾祛风、除湿通络为主;至疾病缓解阶段,患者多无明显不适症状,常掉以轻心,复感外风,引动内风致疾病复发,前功尽弃。因此在此阶段应重视感冒的防治,除补肾祛风以巩固疗效之外,常结合祛风解表之法。

2. 补益以平为要

狼疮性肾炎本虚以肝、脾、肾不足为主,尤以肝、肾较为突出。本病患者女性较多,发病及治疗期间常有郁、怒、悲、躁等情志异常。女子以肝为先天,总以条达、顺畅为要,根据患者具体辨证给予疏肝理气、清肝泻火、柔肝养血等法。补肾方面,以滋肾潜阳为基调,补益肾气时需佐以清热养阴之品。如补益肾气之生黄芪,在本病治疗中减至常用剂量一半。即使需用温补肾阳药,量也不过6g,同时予清热养阴之品以佐制补肾药之温热。本病病性虚实夹杂,但并非补益与祛邪权重各半。在狼疮性肾炎的治疗中,祛邪重于补益,且补益忌壅遏、生热,应以平补为要。

3. 巧制"药源"变证

激素及细胞毒药物可导致中医证型改变的特点已被许多临床医家所重视,并针对此进行预防性辨证论治,有缓解药物副作用、提高用药敏感性的功效。狼疮性肾炎在解决证型转换问题方面的治疗需结合本病"热"的基本属性。在诱导缓解阶段糖皮质激素用量较大，如火上浇油，患者兴奋、烦躁、潮热、痤疮等症状尤其突出，应加强清热力度；在维持治疗阶段，随激素撤减患者多出现脾肾气虚或脾肾阳虚症状，狼疮患者在此阶段以脾肾气虚为主，常见症状如乏力、困倦等，且潮热等阴虚症状仍存，而阳虚症状如肢冷、畏寒并不突出。因此以健脾、补肾、益气为大法，同时少佐温阳，兼用滋水潜阳之品，以防热复。

三、用药心得

1. 凉血重投水牛角

水牛角味苦咸，性寒，归心、肝经。《日华子本草》云其"治热毒风并壮热"，功效清热、凉血、解毒、定惊。对重型狼疮之发热（风火热毒炽盛）、神经系统损害表现如躁狂及失眠（热入营血而扰神）、皮肤红斑色深者（血热妄行溢于脉外），以及Ⅳ型（弥漫性）狼疮性肾炎患者，常投以重剂，多以50g起。

2. 活用"两地"补兼泻

两地汤为《傅青主女科》中的著名方剂。原方用大生地一两，玄参一两，白芍五钱，麦冬肉五钱，地骨皮三钱，阿胶三钱。主治月经"先期而来少者，火热而水不足也"，治法"不必泻火，只专补水，水既足而火自消"。笔者常用此方化裁贯穿狼疮治疗始终，去阿胶以防滋腻碍脾生热，方中君药"两地"指生地、地骨皮，均为"补水之味"，滋肾养阴、清热凉血兼具，用量常为10~20g。

3. 藤花并用风热除

忍冬藤及金银花均出自忍冬科植物忍冬，前者为茎叶，后者为花蕾。二者皆味甘、性寒，具有清热解毒功效。金银花归肺、心、胃经，气血两清，又有宣散之功，清热透邪；忍冬藤归心、肺经，《本草

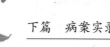

纲目》云其"治一切风湿气及诸肿毒",因此在清热解毒同时又可祛风除湿通络。忍冬藤与金银花并用,尤其针对狼疮发病初期风、热、湿、毒,具有良好的疗效。

四、验案举隅

病案 1

罗某,女,50 岁。

初诊时间:2013 年 11 月 26 日。

主诉:面部及双手红斑 2 个月余,面部、双手及双下肢水肿 1 个月余。

现病史:患者 2 个月余前无明显诱因于前额、左颧外侧、右颊部及双手出现散在红色粟粒大小红斑,凸出皮面,外院以"过敏性皮炎"治疗未见好转。1 个月余前患者感冒后现面部、双手及双下肢水肿,外院查尿常规示 PRO(+++),RBC 15.97 个 /HP;24hUpro 6.94g(尿量 2 600ml);生化检查示 ALB 18.1g/L,CHO 7.6mmol/L,肾功能正常;抗核抗体谱示 ANA 1∶32 000(颗粒型),ds-DNA>1∶100;血清补体示 C3 0.425g/L,C4 0.069g/L。遂收住我科,考虑"系统性红斑狼疮,狼疮性肾炎,肾病综合征",肾活检病理:膜性狼疮性肾炎。予甲泼尼龙 40mg,每日 1 次,静脉滴注,3 周后改为醋酸泼尼松龙 25mg,每日 2 次,口服;环磷酰胺 0.6g 每 2 周 1 次静脉滴注抑制免疫反应。刻下症见:咽痒,咳嗽,咳少量白色黏痰,无发热,乏力明显,偶有腰酸,自觉双下肢水肿,食欲不振,纳食量少,夜寐不安,尿有泡沫,大便调。舌黯,苔白质干,脉弦滑。

既往史:近 10 余年每于冬季出现双手关节红、肿、胀,外院以"类风湿关节炎、雷诺综合征"予中药治疗,未见明显好转。

查体:BP 150/90mmHg,颧部可见对称红斑,凸出皮面,无水疱。双手中度可凹性水肿,可见散在红斑,凸出皮面,双下肢中度可凹性水肿,腰骶部轻度可凹性水肿。

中医诊断:红蝴蝶疮,尿浊(肾虚,风热入肾)。

西医诊断:系统性红斑狼疮,狼疮性肾炎,肾病综合征,肾性高血压。

治法:补肾祛风清热。

处方:忍冬藤20g　　稀莶草30g　　青风藤30g　　鸡血藤20g

　　　积雪草30g　　倒扣草20g　　仙鹤草50g　　连翘20g

　　　苏梗6g　　　　乌药10g　　　益智仁6g

　　　7剂,配方颗粒,日1剂,水冲服。

二诊:服上方7剂后患者诉咽痒、咳嗽及咳痰明显减轻,腰酸减轻,面部红斑减少,凸出皮面,双手水肿消失,乏力明显,咽干,纳、眠可,尿中泡沫,大便时肛门疼痛,无便血。舌黯红,苔白质干,脉弦滑。

口服方:上方加石斛10g、麦冬10g、知母10g、槐花10g。7剂,配方颗粒,日1剂,水冲服。

熏洗方:槐花20g　　蒲公英10g　　地榆20g　　　防风10g

　　　　苦参10g

　　　　7剂,水煎,日1次,熏洗肛门。

三诊:服上方7剂后患者乏力及腰酸减轻,双下肢水肿减轻,食欲不振,纳食量少,尿中泡沫,大便调,便时无肛门疼痛。复查24hUpro 5.04g(尿量1 500ml)。舌淡黯有齿痕,苔白质干,脉弦滑细。

二诊方加白术10g、木香3g、枳壳6g、鸡内金10g、生麦芽10g。7剂,配方颗粒,日1剂,水冲服。

四诊:服上方14剂后患者诉食欲转佳,纳食量可,仍有乏力、腰酸,偶有烘热、夜间汗出,咽痒,咳嗽,咳少量白色黏痰,双下肢及腰骶部轻度可凹性水肿。舌红,舌尖少苔,脉弦滑。

治法:补肾养阴,清热祛风。

处方: 生黄芪 30g　牛膝 9g　　知母 10g　　地骨皮 10g

　　　鸡血藤 30g　穿山龙 30g　豨莶草 30g　木瓜 30g

　　　僵蚕 9g　　蝉蜕 6g　　大黄 3g　　桔梗 6g

　　　金银花 15g　连翘 6g　　栀子 9g　　槐花 10g

　　　石斛 10g　　麦冬 10g

7 剂, 配方颗粒, 日 1 剂, 水冲服。

五诊: 服上方 14 剂后患者诉乏力减轻不明显, 仍有腰酸、烘热、汗出, 咽痒及咳嗽减轻, 口干, 双下肢及腰骶部轻度可凹性水肿。复查 24hUpro 7.08g (尿量 2 400ml), ALB 17.6g/L。醋酸泼尼松龙减至 40mg/d。

四诊方知母加至 30g, 生黄芪加至 120g。7 剂, 配方颗粒, 日 1 剂, 水冲服。

六诊: 患者门诊抄方 1 个月后来诊, 诉乏力、腰酸明显减轻, 烘热明显, 阵发性汗出, 舌质红, 苔薄白, 脉弦滑。复查 24hUpro 5.389g (尿量 1 700ml), ALB 18.8g/L。

处方: 金银花 15g　忍冬藤 20g　仙鹤草 30g　海风藤 30g

　　　豨莶草 30g　鸡血藤 30g　穿山龙 30g　石斛 15g

　　　生地 15g　　牡丹皮 10g　赤芍 15g　　女贞子 15g

　　　陈皮 3g　　生麦芽 15g

7 剂, 配方颗粒, 日 1 剂, 水冲服。

七诊: 患者抄方 2 个月后来诊, 诉腰酸减轻, 下肢乏力, 水肿消失, 口干, 夜间烘热感及汗出减少, 偶有后背恶寒。舌黯红, 苔薄白腻, 脉弦滑。复查 24hUpro 2.01g (尿量 2 900ml), ALB 28.5g/L。醋酸泼尼松龙减至 25mg/d。

处方: 金银花 15g　穿山龙 30g　豨莶草 30g　青风藤 30g

　　　知母 15g　　黄柏 9g　　赤芍 15g　　牡丹皮 9g

　　　柴胡 15g　　当归 15g　　栀子 9g　　地骨皮 10g

　　　玄参 30g　　生黄芪 30g　茯苓 9g　　白术 9g

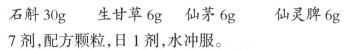

石斛 30g　　生甘草 6g　　仙茅 6g　　　仙灵脾 6g

7 剂,配方颗粒,日 1 剂,水冲服。

八诊:患者服用上方后烘热感及口干减轻,下肢乏力减轻,口服上方共 1 个月,诸症基本消失。复查 24hUpro 0.75g(尿量 2 500ml),ALB 35.5g/L。随诊患者肾功能稳定,狼疮未再活动。

【按语】

该患者诊断为系统性红斑狼疮,必以风、热、瘀、毒为核心病机。肾损害表现为肾病综合征,无肉眼血尿,与中医"尿浊""水肿"相符,因此又提示了肾虚、脾虚、水湿的存在。故而治疗方面需扶正与祛邪兼顾。患者肾活检病理表现为膜性狼疮性肾炎,可据特发性膜性肾病的证治原则以补肾、健脾、祛风为主法,同时针对狼疮以清热、养阴、理血,但绝非呆板、生硬地一分为二,攻补俱施。个中轻重需结合患者狼疮活动情况、尿蛋白的变化以及对药物的反应仔细拿捏。

患者首诊时颧部及双手红斑明显,皮肤狼疮表现突出,考虑风热、瘀毒;风邪扰肾,肾失开阖,精微外泄,故见大量蛋白尿;肾府失养,故见腰酸;而舌脉提示阴虚、湿热共存,故以乌药、益智仁温肾固摄;以忍冬藤、豨莶草、青风藤、鸡血藤大队药祛风,其中或清热解毒,或除湿,或活血通络;积雪草清热解毒,连翘利咽清肺,苏梗调畅中焦气机,倒扣草利水通淋消肿。服用后患者双手水肿改善明显,红斑转淡,仍有咽干,并出现便时肛门疼痛,故加以石斛、麦冬、知母清热养阴,肛肠病要药槐花凉血清热。患者素来食欲不佳,纳食量少,可知脾运失司,胃纳失职,且治疗狼疮用药难免寒凉,恐碍中土。予白术以运脾,木香、枳壳以畅中焦,鸡内金、生麦芽以健胃。如此及时遏制风火妄窜,血热滥行,以控大局,兼顾脾胃、阴液。

糖皮质激素使用 1 个月后,患者渐有烘热、汗出等燥热阴虚表现,尿蛋白定量未见明显下降,此时既须补肾健脾以固精,又要滋阴清热以降火,考虑到狼疮病性属热,不宜一味补益,仍以祛风清热、活血养阴为基调。补肾健脾以生黄芪为主药与祛风通络诸药贯穿始终,主攻蛋白尿;在清热养阴而避免凉降之品,注重透散,以防邪复。激素减至半量时常出现乏力、恶寒等症状,但不可单纯辨为阳虚。该患者烘热汗出并未随激素撤减而快速消失,中年女性狼疮患者需考虑天癸已竭,阴气自半,肝、肾不足,因此着重调肝理脾,少佐温肾,使阴阳和,同时继续祛风扫寇,以除后患。如此蛋白尿得消,狼疮渐趋平稳,取得良好疗效。

病案 2

许某,女,27 岁。

初诊时间:2013 年 11 月 20 日。

主诉:双下肢水肿 1 个月余。

现病史:患者 1 个月余前无明显诱因出现双下肢水肿,伴颧部红斑,血压升高,尿常规示:PRO(+++),RBC 20 个/HP;24hUpro 6.69g(尿量 2 100ml);生化检查示:ALB 25g/L,肾功能正常;全血细胞分析示:WBC 2.8×10^9/L;抗核抗体谱示:ANA 1∶1 000(核颗粒型),ds-DNA 阳性(1∶32),抗 Sm 抗体阳性。肾活检病理示:毛细血管内增生性狼疮性肾炎伴基底膜增厚,Ⅳ-G(A)+Ⅴ型。收住北京中医药大学东方医院,制定免疫抑制治疗方案:醋酸泼尼松片 60mg,每日 1 次,口服;环磷酰胺 0.8g 每月 1 次静脉滴注。现症见:双手指间关节轻度疼痛、晨僵每天约 1 小时,纳可,夜寐不安,尿中泡沫较多,无肉眼血尿,大便调。舌尖红,苔薄白,脉弦滑。

既往史:既往体健。

中医诊断:红蝴蝶疮,尿浊(血热,风邪入肾)。

西医诊断:系统性红斑狼疮,狼疮性肾炎,肾病综合征,毛细血管内增生性狼疮性肾炎伴基底膜增厚。

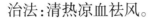

治法:清热凉血祛风。

处方:金银花 20g　忍冬藤 40g　水牛角 50g　生地 20g
　　　赤芍 15g　　牡丹皮 10g　连翘 30g　　豨莶草 30g
　　　穿山龙 30g　鸡血藤 30g
　　　14 剂,水煎服,日 1 剂。

二诊:服上方 14 剂后患者颧部红斑转淡,胸前及面部逐渐出现痤疮,行经量如潮涌,经色鲜红。舌尖略红,苔薄白偏干,脉弦细。

上方加知母 15g,地骨皮 6g,生地加量至 25g。14 剂,水煎服,日 1 剂。

三诊:服上方 14 剂后患者痤疮未再增多,复查 24hUpro 4.96g(尿量 1 700ml),继服上 14 剂。次月来潮时经量恢复正常,关节疼痛及晨僵基本消失,轻度乏力。舌淡红,苔薄白,脉弦细数。泼尼松撤减至 50mg,每日 1 次,口服,中药守方不变。

四诊:4 个月后泼尼松已撤减至 30mg,每日 1 次,口服,复查 24hUpro 1.5g(尿量 2 000ml)。患者思睡、倦怠,舌淡红,苔薄白,脉弦尺沉。

治法:补肾养阴祛风,少佐温阳。

处方:生黄芪 30g　太子参 20g　生地 25g　　白芍 15g
　　　牡丹皮 10g　忍冬藤 30g　豨莶草 30g　穿山龙 30g
　　　鸡血藤 30g　知母 10g　　仙茅 3g　　仙灵脾 3g
　　　14 剂,水煎服,日 1 剂。

五诊:服用上方 14 剂后患者精神转佳,乏力减轻,继服上方至 2 个月后乏力消失,复查 24hUpro 0.78g(尿量 1 600ml),守方继服 3 个月,其间无明显不适,复查 24hUpro 0.25g(尿量 1 500ml),泼尼松撤减至维持剂量 10mg,每日 1 次,口服,随访 1 年,狼疮未明显活动。

【按语】

患者起病迅速,尿中泡沫、关节疼痛乃风邪作祟;血热妄行,故见颧部红斑、镜下血尿;虽无咽干、便难等常见热证表现,但见舌尖红、脉滑,也可推知其热。因此当立法清热、凉血、祛风。以金银花、忍冬藤并用以清热解毒,鸡血藤、穿山龙、豨莶草祛风通络;生地、赤芍清热凉血,尤其使用大剂量水牛角咸寒入血,以求速效。

患者服用足量激素后出现痤疮、月经量多,考虑激素燥热迫血伤阴,故生地加量,加用知母、地骨皮以加强清热之力。而后患者出现轻度乏力,应不忘《素问》"壮火食气"之论,不急于一味益气,仍以清热为主。

多数肾病患者服用激素撤减至半量时,临床常见脾肾气虚症状,激素撤减至 1/4 剂量时,可出现阳虚症状。狼疮性肾炎患者撤减激素时潮热等阴虚症状始终存在,而阳虚症状如肢冷、畏寒并不突出。如该患者仅见思睡,治疗核心以益气为主,少佐温阳。本方中补肾健脾用药,选太子参清补之品,未重投生黄芪,仅用二仙汤温阳,且每味剂量不足 5g,均是为防温补生热加重阴伤,而方中生地、白芍、知母、牡丹皮诸药继续滋阴理血,穿山龙、豨莶草、鸡血藤祛风贯穿治疗始末。

综观诊治过程可见,狼疮性肾炎辨证勿忘一个"热"字,急性期清热解毒凉血,稳定期防药源性因素加重热势,激素撤减时要顾及温阳助火。

病案 3

张某,女,53 岁。

初诊时间:2014 年 3 月 25 日。

主诉:发现蛋白尿 2 个月。

现病史:患者 2 个月前因系统性红斑狼疮复诊查尿常规示

PRO 1.5g/L,RBC 3~5 个 /HP;24hUpro 2.6g(尿量 1 850ml);血白蛋白及肾功能正常;抗核抗体（ANA）1：3 200 颗粒型,ds-DNA 阴性;血清补体 C3 0.64g/L。行肾活检病理检查示:局灶增生性狼疮性肾炎伴基底膜增厚,Ⅲ-（A/C）+Ⅴ。予醋酸泼尼松龙片 40mg,每日 1 次,口服;环磷酰胺 0.4g 每 3 周静脉滴注 1 次。来诊时患者诉胁肋部胀痛感,心烦,急躁易怒,小腿酸胀,活动后气短,时有头痛,双手第一掌指关节疼痛伴晨僵 30 分钟,纳、眠可,尿有泡沫,大便日 1~2 次,不成形,无黑便。舌黯红,苔腻微黄,脉弦。

既往史:21 年前诊断为系统性红斑狼疮、类风湿关节炎。胆结石术后 21 年。

查体:颧部对称性红斑,双手皮肤发红,双手食指尺偏畸形,指间及掌指关节增大,眼睑及双下肢无水肿。

中医诊断:红蝴蝶疮,尿浊（肝郁血瘀,风热入肾）。

西医诊断:①系统性红斑狼疮,狼疮性肾炎;②类风湿关节炎;③胆结石术后。

治法:清热祛风,凉血活血。

处方:
生地 15g	地榆 10g	槐花 15g	茜草 10g
白茅根 20g	赤芍 15g	丹参 15g	土鳖虫 10g
青风藤 20g	鸡血藤 20g	海风藤 20g	生甘草 6g
三棱 15g	莪术 15g		

14 剂,配方颗粒,日 1 剂,水冲服。

二诊:服上方 14 剂后患者全身乏力较前缓解,小腿酸胀感减轻,活动后仍有气短,尿中泡沫减少。舌黯,苔白腻,脉弦滑。24hUpro 3.1g(1 800ml);心脏彩超示主动脉硬化、左室舒张功能减低、心包积液（积液较厚处约 1.1cm）。

治法:清热祛风,活血利水。

处方:
| 防己 30g | 石膏 20g | 党参 50g | 桂枝 6g |
| 海风藤 20g | 青风藤 20g | 鸡血藤 20g | 生地 15g |

地榆 10g　　槐花 15g　　茜草 10g　　白茅根 20g

14 剂,配方颗粒,日 1 剂,水冲服。

三诊:患者服用上方 1 个月后气短明显好转,胁肋部胀痛及小腿酸胀减轻,喜太息,偶有情绪波动。舌黯,苔白腻,脉弦滑。醋酸泼尼松龙片减至 35mg,每日 1 次,口服。

治法:疏肝活血,清热养阴。

处方:青皮 10g　　陈皮 6g　　白芍 20g　　生甘草 15g

栀子 6g　　知母 6g　　牡丹皮 6g　　赤芍 15g

丹参 15g　　三棱 15g　　莪术 15g　　土鳖虫 10g

合欢花 20g　玫瑰花 6g　　瓜蒌 10g

14 剂,配方颗粒,日 1 剂水冲服。

四诊:患者服用上方 1 个月后诸症均有缓解,复查 24hUpro 1.855g(尿量 3 500ml),回常住地继续调养。

【按语】

育龄期女性是系统性红斑狼疮的高发人群,激素水平的波动可导致病情变化,如妊娠、哺乳、绝经等女性生理变化过程中的重要事件常导致狼疮的复发或加重。其中情绪异常是女性狼疮患者的常见表现,多以急躁、激动等阳亢表现为主,临床医家多从百合病、脏躁等论治。笔者临证常以调肝为主法。该患者系统性红斑狼疮病史二十余年,肝脾肾不足、风热、血瘀的病机已长期存在。年过七七,天癸已竭,乙癸同源,肝木失养,常表现为胁肋胀满、急躁易怒等肝失疏泄之象。因此在祛风、清热、凉血、化瘀的同时着重调肝,以栀子清肝泻火,青皮、陈皮疏肝行气,赤芍、白芍柔肝养阴。患者常有小腿酸胀表现,以《伤寒论》芍药甘草汤缓急舒筋,"其脚即伸"。二诊发现心包积液,表现为活动后气短,以"膈间支饮"论治,方用《金匮要略》木防己汤,防己散留饮行结气,桂枝温阳行水,石膏清肺定喘,人参补心肺不足。诸药相合,饮邪得除而不伤正。

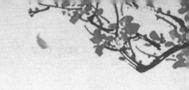

第九章　高血压性肾损害

　　高血压性肾损害主要是由于原发性高血压引起的肾脏结构和功能损害,本章主要讨论良性肾硬化。

　　由于高血压长期作用于肾脏,初期临床常表现为夜尿增多、蛋白尿、水肿,后期可出现肾功能损害,血肌酐升高,严重者可发展为尿毒症,需要进行透析治疗。西医一般予控制血压、减少蛋白尿、延缓肾病进展等治疗,中医药早期干预能有效延缓高血压性肾损害的进展。

一、病机探讨

　　本病病机初期主要为肝肾阴虚、肝阳上亢,逐渐发展为肝肾气阴两虚、瘀血内阻,中后期以气阴两虚为主。总体来讲为虚实夹杂,虚者初期肝肾两虚,中后期为气阴两虚;实者初期为肝阳上亢,中后期为瘀血阻络。初期肝肾两虚,从气血阴阳来讲肝虚责之为肝阴虚,阴虚易致阳亢,临床常见患者易头晕、急躁、焦虑、失眠。肾虚主要表现为肾气虚,《素问》谓“肾者,主蛰,封藏之本,精之处也”,明确指出肾脏具有藏精的功能,肾虚则封藏功能失职,精气外泻,出现蛋白尿。病久虚阳上亢之势减弱,逐渐出现气阴两虚。高血压的临床表现为血压升高,肾脏的基本单位为“血管球”,单位时间内心输出量的 25% 会流经肾脏,高血压发生时,因肾脏血液流量大,过大的压力随着血液流动伤及肾脏,导致肾脏过度耗损,日久发生硬化,肾脏滤过能力下降,血肌酐升高,肾小球硬化之处则癥瘕形成,瘀血内生,病久耗伤气阴,气阴两虚随病程延长而加重。

二、临证求索

1. 中西医结合控制血压为要

高血压性肾损害主要为原发性高血压日久造成的肾脏损害，故治疗原发病应为首要目标。西医在治疗原发病方面具有优势，故此时以西药为主控制血压，中药可辅助平肝降压，同时也可解决部分因失眠、焦虑、紧张等不良因素导致的血压升高。

2. 分期治疗，攻补兼施

治疗初期应补肝肾、平肝阳，初中期应补肝肾联合活血化瘀，可兼益气阴，中后期以补肝肾联合益气阴为法，活血为辅。

3. 正虚与邪实共存，补虚与祛邪侧重不同

治疗时扶正与祛邪的比例是要点，其正虚和邪实侧重应以临床上具体病情而定。邪实重而祛邪轻、扶正重，则病灶不解，且过度补益易致瘀滞；正虚重而扶正弱、祛邪重，则正气不易恢复，且祛邪易伤及正气，故临床上应视具体病情进行攻防。

三、用药心得

1. 平补肾气

肾气既虚，治疗应补益肾气，诸多补药，如何选择是关键。因此时肾虚，兼有瘀血，故补益时应以平补为主，过热会加重阳热之邪，而对病情不利，过于滋腻则不利于活血化瘀药物起作用。临床选药时，补肾多选用牛膝、杜仲、桑寄生等，因此类药物药性较平和，不会加重瘀热，尤其牛膝补肾兼活血，是治疗伴有瘀血性质肾病的首选良药。

2. 活血宜选动物药，药物剂量是关键

在选用活血化瘀药物时，一方面需要注意药味的选择，另一方

面注重药物剂量的使用。活血化瘀类药物种类繁多,一般来讲,动物类药物的活血化瘀力度要比植物类药物强。水蛭、土鳖虫等动物类药,其活血化瘀之功效要明显要强于桃仁、红花、丹参等植物类药,这与药物的剂量无明显相关性,是药物的特殊作用。而高血压性肾损害病程长,瘀血阻滞肾络日久,非动物类药不能起此沉疴,故在选药时应选用此类动物药,以达到消磨瘀血之作用。另外一个关键点是药物的剂量不能过大,动物类药药性峻猛,活血化瘀之力若过强,势必会伤及正气,此时脾肾已虚,不能耐受攻伐太过,攻伐太过会导致肾功能急剧恶化,故在用药剂量时应遵从量小原则。

四、验案举隅

病案 1

王某,男,50 岁。

初诊时间:2006 年 3 月 31 日。

主诉:发现血压升高 15 余年,血肌酐升高 7 个月余。

现病史:患者诉 15 年前于当地医院诊断为高血压,当时未能给予有效治疗,血压控制不理想,最高达 200/100mmHg。10 年前开始规律服用降压药,曾用苯磺酸氨氯地平、尼群地平等药,剂量不详,血压控制在 130~155/80~95mmHg,现规律服用酒石酸美托洛尔 50mg,每日 2 次,以及硝苯地平缓释片 20mg,每日 2 次,血压控制较好。7 个月前于当地医院体检时发现血肌酐升高到 167μmol/L,当时未进行治疗,现为进一步诊治来北京中医药大学东方医院就诊。刻下症见:夜尿多,无乏力,无恶心呕吐,无头晕头痛,无咳嗽咳痰,双下肢中度水肿,纳、寐可,二便调。

既往史:冠心病病史 7 年,规律服用阿司匹林,平素无胸闷等临床症状;2006 年 3 月 28 日于外院查血糖为 7.70mmol/L,未进一步检查确诊;双下肢冻伤史 26 年;左侧大隐静脉环包术后 14 年;否认肝炎、结核及其他传染病病史;否认输血史。

辅助检查:2006 年 3 月 28 日(外院)生化检查:BUN 7.9mmol/L,CRE175μmol/L,GLU 7.70mmol/L,TG 3.32mmol/L,LDL 3.41mmol/L,CHO 5.74mmol/L;超声心动图示:静息状态下未见室壁运动异常,室间隔轻度增厚。

中医诊断:慢性肾衰(肾气亏虚,瘀水互结)。

西医诊断:①高血压性肾损害,慢性肾功能不全,代偿期;②高血压 3 级,极高危组;③冠状动脉粥样硬化性心脏病。

治法:补益肾气,活血利水。

处方:

杜仲 20g	牛膝 20g	何首乌 30g	赤芍 50g
丹参 40g	川芎 20g	生大黄 5g	制鳖甲 10g
海藻 100g	荷叶 10g	草决明 50g	神曲 30g
生薏苡仁 50g	木瓜 50g	丝瓜络 20g	

5 剂,水煎服,日 1 剂。

二诊:2006 年 4 月 6 日。

自诉夜间双下肢肿胀,足踝部可见轻度凹陷性水肿,纳差,眠可,无胸闷喘憋,无肢体疼痛,泡沫尿,色黄,夜尿 1~2 次/晚,夜尿量小于或等于白天尿量,大便可。BP 120/95mmHg。

治法:补益脾肾,活血利水,消食和胃。

处方:

生黄芪 30g	生白术 20g	苍术 20g	怀牛膝 30g
杜仲 30g	赤芍 50g	丹参 50g	川芎 30g
海藻 150g	生牡蛎 40g	夏枯草 20g	生大黄 12g
制鳖甲 20g	昆布 50g	草决明 80g	荷叶 15g
丝瓜络 30g	神曲 50g	焦山楂 50g	天竺黄 15g
黄芩 20g	芒硝 5g^(分冲)		

10 剂,水煎服,日 1 剂。

三诊:2006 年 4 月 18 日。

夜尿多,无乏力,无恶心呕吐,无头晕头痛,无咳嗽咳痰,纳、寐可,二便调。复查:肾功能+离子Ⅱ:CRE 124μmol/L,K 3.78mmol/L。

治法:益肾活血,软坚散结,祛湿通络。

处方:

生黄芪 30g	生白术 20g	苍术 20g	怀牛膝 30g
杜仲 30g	赤芍 50g	丹参 50g	川芎 30g
海藻 150g	生牡蛎 40g	夏枯草 20g	生大黄 12g
制鳖甲 20g	昆布 50g	草决明 80g	荷叶 15g
丝瓜络 30g	神曲 50g	焦山楂 50g	天竺黄 15g
黄芩 20g	芒硝 5g(分冲)	桑寄生 30g	

14剂,水煎服,日1剂。

【按语】

本病西医诊断为"高血压性肾损害"。中医辨证为肾气亏虚,瘀水互结。患者年过半百,高血压日久,初诊时以血肌酐升高,双下肢水肿及夜尿增多为主要临床表现,治疗以补益脾肾、活血利水为主。方中牛膝、杜仲补肾,因其性较平和,不会加重瘀热,牛膝补肾兼活血,补虚不敛邪。何首乌补养真阴,填益精气。川芎为治疗血瘀证常用药物,丹参、赤芍凉血活血,且量偏大,防止整体方剂药性过热。生大黄祛瘀生新,推陈出新,共助活血软坚发挥作用。制鳖甲软坚散结,兼补阴益精。患者双下肢水肿,考虑湿邪阻络,予海藻、荷叶、生薏苡仁、木瓜、丝瓜络共同达到利水兼散结之效,神曲以助胃运。该患者血压控制欠佳,草决明平肝清热,润肠通便,现代药理研究其具有降低血压、血脂的作用。诸药共奏补肾养阴、活血化瘀、软坚散结,兼祛湿通络之效。二诊加入生黄芪补气利水,苍术、白术健脾祛湿,黄芩、芒硝、天竺黄除久病郁热,予牡蛎、夏枯草、昆布增加散结之力。患者纳差,加入神曲、焦山楂以助消食和胃。

高血压性肾损害的中医病机多考虑为虚实夹杂,故治疗应补益兼活血散结,补益应使用较平和之品,切忌补益壅滞气机,同时兼顾脾胃。活血化瘀与软坚散结药物同用,共同起到祛瘀生新的作用。处方整体药性平和或偏凉,治疗时不加重瘀热之邪。

病案2

聂某,男,47岁。

初诊时间:2012年5月7日。

主诉:发现蛋白尿3年,伴双下肢肿胀2个月。

现病史:患者3年前发现尿中泡沫多,在当地医院查尿常规:PRO(++),24小时尿蛋白定量结果不详,诊断为"高血压性肾病",予药物(具体不详)静脉滴注、口服治疗后,复查尿常规PRO(+)出院,出院后服用肾炎康复片,此后尿中泡沫时多时少。2个月前无明显诱因出现双下肢肿胀,下午傍晚加重,泡沫尿,在淄博市中心医院做生化检查示:CRE 163μmol/L,BUN 9.59mmol/L;24hUPro 1.44g(尿量2 150ml),予降压、保肾治疗后未见明显减轻,为求进一步治疗,就诊于北京中医药大学东方医院门诊,门诊查尿常规:PRO 1.5g/L,pH 5。自发病以来,无皮疹、光过敏、关节疼痛,为求进一步系统治疗就诊于我科。刻下症见:双足踝肿胀,左侧为重,下午傍晚加重,纳可,无胸闷喘憋,无肢体疼痛,寐可,大便1日2次,质可,泡沫尿,色黄,夜尿3次/晚,夜尿量大于白天尿量,自发病以来,体重下降5kg。舌淡红,苔厚腻微黄,脉沉弦滑。

既往史:有原发性高血压病史3年,最高达200/100mmHg,平素服用缬沙坦氨氯地平片80mg/5mg,每日2次;非洛地平缓释片5mg,每日1次,血压控制在130~140/90~100mmHg。2009年确诊冠状动脉粥样硬化性心脏病、血脂异常、空腹血糖调节受损,具体用药不详。否认慢性支气管炎病史。否认肝炎、结核等传染病病史。曾行阑尾炎切除术,否认外伤及输血史。吸烟30余年,1包/d,饮酒30年,500g/d,均已戒,饮食结构以肉食为主。

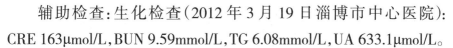

辅助检查:生化检查(2012年3月19日淄博市中心医院):CRE 163μmol/L,BUN 9.59mmol/L,TG 6.08mmol/L,UA 633.1μmol/L。

24hUPro(2012年3月19日淄博市中心医院)1.44g(尿量2 150ml);

2012年5月7日于北京中医药大学东方医院查尿常规:PRO 1.5g/L,pH 5;血常规、便常规、凝血、肿瘤标志物均未见异常。腹部B超:左肾体积缩小,左肾慢性损害。超声心动图:①左房轻大;②心功能正常。双肾动脉彩超:右肾动脉未见明显异常,左侧肾脏血流减少。心电图未见异常。

中医诊断:尿浊(肾络瘀阻,湿热内蕴)。

西医诊断:①高血压性肾损害;②高血压3级,极高危组;③冠状动脉粥样硬化性心脏病;④血脂异常;⑤空腹血糖受损。

治法:活血通络,清热散结。

处方:地龙10g　　桃仁15g　　生大黄10g　　土鳖虫10g

　　　制鳖甲20g　　三棱15g　　莪术15g　　　泽兰10g

　　　连翘20g　　　黄连15g

14剂,配方颗粒,水冲服,日1剂。

二诊:2012年5月21日。

自诉夜间双下肢肿胀,足踝部可见轻度凹陷性水肿,纳、眠可,无胸闷喘憋,无肢体疼痛,泡沫尿,色黄,夜尿1~2次/晚,夜尿量小于或等于白天尿量,大便可。舌脉同前。BP 120/95mmHg。

治法:益气活血通络,清热散结。

处方:太子参30g　　地龙10g　　桃仁15g　　　生大黄10g

　　　土鳖虫10g　　制鳖甲20g　　三棱15g　　莪术15g

　　　泽兰10g　　　连翘20g　　　黄连40g

14剂,配方颗粒,冲服,日1剂。

2012年6月8日复查:生化检查:β_2-MG 4.13mg/L,UA 591μmol/L,BUN 13mmol/L,CRE 146μmol/L,TG 2.66mmol/L,HDL 0.91mmol/L;

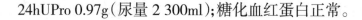

24hUPro 0.97g(尿量 2 300ml);糖化血红蛋白正常。

【按语】

本病西医诊断为"高血压性肾损害"。肾开窍于前后二阴,主司二便。肾气充足,气化正常,二便通利,开阖有度;肾虚气化失常,则可出现夜尿增多。肾虚有三种,第一种是瘀血、湿热蕴积肾脏,影响肾脏正常气化、开阖、封藏等功能,因实致虚,以实为主;第二种是久病耗损肾气,肾精、肾气、肾阴阳俱虚,以虚为主;第三种是虚实夹杂,虚实各半。本患者中年男性,体质尚属壮盛之人,吸烟、饮酒多年,嗜食肥膏厚腻之物,体内湿热存留,湿热阻滞气机,气不能正常运化体内精微物质,血内未完全运化的瘀积之物随血液运行至全身各血管,日久造成全身广泛的动脉硬化,斑块形成,影响相关脏器功能。而良性高血压肾损害主要为肾小动脉硬化,瘀血阻滞肾络,肾络之气血不能正常发挥其功能,从而肾功能受损,固摄失司,夜尿频多;封藏功能失职,故出现蛋白尿;动脉硬化至一定程度,瘀浊腐败之物不能由肾脏气化至膀胱从而排出体外,反而淤积于体内,表现为血肌酐升高。本患因其临床表现为夜尿增多,并无明显乏力、腰酸、畏寒等虚证表现,考虑以实为主,治疗上应以祛邪为主,以活血通络,联合清热散结为法。药物选择也是关键,临床上活血化瘀类药物品种众多,但因其物种不同,其活血化瘀的本质亦不同,应选择以动物类药物为主,配合植物类药物。动物类药物的活血化瘀功能相比较植物类药物,具有药力强、直达病所的特点,但量不宜大。病久肾脏功能因实邪侵犯也已受损,瘀血与肾脏结合紧密,大量活血药物在祛除瘀血之时,同时也会伤及肾脏,故应以小剂量的土鳖虫、地龙,配合桃仁、大黄活血祛瘀生新,三棱、莪术可破血兼散结,鳖甲可软坚散结并可滋养阴液,扶助正气,连翘清热散结,泽兰活血兼利水,患者舌苔厚腻微黄,考虑中焦湿热,予黄连清热利湿,众药合用,起到活血通络、清热散结的作用。

　　本病具有病程久，病情缓慢进展的特点，因初期并无特异的临床表现，往往不受患者重视。夜尿增多属于高血压肾损害的早期表现，究其本质应为肾络瘀阻，结合患者体质湿热明显，虚象并不突出，故治疗以活血通络、散结清热为主，活血药破气，损伤正气，日久加入补气药物扶正，因患者内热较壅盛，故加入太子参益气不助火。

病案 3

范某，男，34 岁。

初诊时间：2016 年 6 月 22 日。

主诉：发现尿蛋白半年余。

现病史：患者半年前无明显诱因发现尿中大量泡沫，就诊于北京某医院，查 BP 180/100mmHg，尿 PRO（-），U-MAL 26.3mg/dl，24hUpro 0.51g（尿量不详），CRE 183μmol/L；行肾穿刺后明确诊断：高血压性肾损害，予口服非洛地平缓释片 5mg，每日 2 次；富马酸比索洛尔 5mg，每日 2 次，控制血压。来诊时见：自觉无明显不适，纳、眠可，大便可，尿中可见泡沫。夜尿 1~2 次。BP 120/90mmHg，舌黯红，苔薄白，脉弦滑。

既往史：否认糖尿病、冠心病等慢性病史。饮酒史 10 年余，现已戒酒。

中医诊断：尿浊（脾肾两虚，瘀阻肾络）。

西医诊断：①高血压 3 级，极高危组；②高血压性肾损害，慢性肾功能不全，失代偿期。

治法：补益脾肾，活血通络。

处方 1：太子参 60g　生白术 20g　炙甘草 6g　怀牛膝 20g

　　　　　桑寄生 20g　杜仲 20g　　菟丝子 20g　生地 15g

　　　　　山萸肉 15g　山药 20g　　生黄芪 15g　龟甲 20g

　　　　　土茯苓 60g　生大黄 3g　　桃仁 6g　　　红花 6g

天麻 10g 钩藤 20g 地龙 6g 佛手 6g

14 剂,配方颗粒,日 1 剂,水冲服。

处方 2:大黄䗪虫胶囊,每次 4 粒,每日 2 次。

二诊:2016 年 7 月 6 日。

患者自觉无明显不适,纳、眠可,夜尿 1~2 次,大便可。舌淡红,苔薄白,脉弦。BP 120/80mmHg。辅助检查:生化检查:CRE 148.2μmol/L,β_2-MG 4.69mg/L,Ccr 61.3ml/min。

处方 1:守首诊方加土鳖虫 10g,葛根 30g。30 剂,配方颗粒,水冲服,日 1 剂。

处方 2:复方 α-酮酸片,每次 4 片,每日 3 次。

金水宝胶囊,每次 3 粒,每日 3 次。

大黄䗪虫胶囊,每次 4 粒,每日 2 次。

三诊:2016 年 8 月 16 日。

患者无明显不适,纳、眠可,尿频、尿痛感,尿中泡沫较前减少,夜尿 2~3 次,大便 1~2 次 /d,成形。舌淡黯,苔薄白,脉沉弦。BP 130/80mmHg。辅助检查:尿常规未见明显异常,CRE 136.9μmol/L,β_2-MG 3.08mg/L,UA 452.6μmol/L。

处方 1:守首诊方加土鳖虫 10g,葛根 30g,白花蛇舌草 100g。30 剂,配方颗粒,水冲服,日 1 剂。

处方 2:复方 α-酮酸片,每次 4 片,每日 3 次。

金水宝胶囊,每次 3 粒,每日 3 次。

大黄䗪虫胶囊,每次 4 粒,每日 2 次。

【按语】

根据肾活检病理诊断结果,本患者可明确诊断为高血压性肾损害,结合患者症状、体征及舌脉象,属于中医"尿浊"范畴,主要病位在脾、肾。辨证为脾肾两虚,瘀阻肾络证,治法主要以健脾益肾、活血通络为主。叶天士有云:"久发频发之恙,必伤及络,络乃聚血之所,久病必瘀闭。"高血压日久,瘀血形成,瘀阻肾络,反过来也会影响肾脏封藏功能,故出现蛋白尿;肾气不足,故可见夜尿增多。后天供养先天,肾既已虚,脾胃之气供养肾脏之力应加强,故治疗时应脾肾同补,注重脾胃的调护,治疗时以健脾益肾、活血通络为主。活血药物的选择和剂量是重点,在治疗此类疾病时,首先要注意动物类药物要优于植物类药物,水蛭、虻虫等具有红花等植物类活血药不具备的作用;其次剂量要小,活血力度不可过大。可适当加入龟甲等软坚散结之品,以助瘀血消散。同时笔者在长期临床用药中发现,太子参在治疗高血压性肾损害时的效果要优于党参、人参等,故治疗时将太子参作为补益药物的首选。

第十章 糖尿病肾病

糖尿病肾病是糖尿病代谢异常引发的肾小球硬化症,也是其全身微血管病的组成部分。随着我国生活水平的提高、人口老龄化的发展,糖尿病患病率正逐年增加,糖尿病肾病的发病率也随之增加。目前,糖尿病肾病是我国继肾小球疾病之后导致终末期肾病的第二位病因。

糖尿病肾病是进展比较快的一种肾病,西医治疗主要是控制血糖、血压、血脂,以及饮食疗法,没有特异的药物治疗。中医治疗糖尿病肾病有一定优势,根据前人的经验,主要采用补肾健脾固摄、活血化瘀等法治疗,但是疗效并不太理想。

一、病机探讨

笔者通过多年临证发现糖尿病肾病的病机主要是"热邪"。因为此热邪不同于其他热邪,其性质是弥散的,血分、气分都有,并且可以导致糖尿病及相关并发症和相应症状,尤其此热邪可攻击肾脏,导致糖尿病肾病,具有其特殊性,所以将其单独命名为"消渴热"。同时在不同阶段还伴随有风邪、痰浊、瘀血等病机。

糖尿病肾病时消渴热侵袭肾脏,产生风、瘀、痰、虚,几种病邪相互影响、共同作用。早中期以邪实为主,以清消渴热为要;后期以正虚为主,以扶正为要,兼顾清消渴热。具体论述参见上篇第四章"'消渴热'与糖尿病肾病"。

此外,并不是所有糖尿病患者都会出现糖尿病肾病这个并发症。糖尿病肾病的发生可能与患者个人的体质情况有关,消渴热

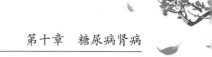

容易侵袭素体肾有伏热或者伏燥的患者,而致糖尿病肾病的发生,正如《周易》所云:"同声相应,同气相求。水流湿,火就燥。"

二、临证求索

1. 早期治疗,截断病情进展

Ⅰ期、Ⅱ期的糖尿病肾病仅能检出 GFR 升高、肾脏体积增大,无其他临床异常,很难发现。美国糖尿病协会建议,1 型糖尿病患者,起病 5 年后就要进行尿微量白蛋白的筛查;2 型糖尿病患者,应该在确诊同时开始检查。一次检查阳性,尚不能确诊为持续微量白蛋白尿,需要在 3~6 个月内复查,如果 3 次检查中 2 次阳性,则可确诊;如为阴性,则应每年检查 1 次。但是检出微量白蛋白尿已经是糖尿病肾病Ⅲ期。而糖尿病肾病是一种进展较快的疾病,故应该及早发现、尽早治疗,可以在诊断糖尿病或者糖耐量减低时就开始清消渴热的治疗,这样可以延缓、截断疾病进展,甚至逆转病情,获得满意的预后。治疗原则仍可参考糖尿病肾病的病机,清消渴热为主。

2. 辨病为主,清消渴热贯穿始终

许多糖尿病肾病患者,仅检查发现有尿蛋白,自觉症状和体征比较少,此时应当遵循辨病辨证相结合,辨病为主、辨证为辅的原则,根据寡症时辨证论治的方法,针对糖尿病肾病的消渴热病机治疗,往往可取得较为满意的疗效。

消渴热的病机特点贯穿糖尿病肾病的始终,是糖尿病发生、发展的主要因素。清消渴热当贯穿糖尿病肾病治疗的始终,从诊断糖尿病开始,直到糖尿病肾病导致的终末期肾病。只是在不同阶段,消渴热的表现和程度不同,当根据具体情况选择药物和用量。

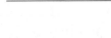
三、用药心得

治疗上选用葛根芩连汤、消渴方为主,以清消渴热,常用药物如下。

1. 葛根、黄连、黄芩、天花粉、生地

葛根、黄连、黄芩、天花粉、生地为葛根芩连汤、消渴方的合方,清消渴热,气分、血分之热都清。黄连苦寒,清热凉血泻火。《肘后备急方》有黄连末为丸治疗消渴的记载。黄连为治疗糖尿病肾病的特效药,其清消渴热效果尤佳。现代药理研究也表明黄连中的生物碱类化合物,有降尿蛋白、保护肾脏的作用;同时,其还可以降血糖、改善胰腺功能,所以无论患者是否血糖偏高,只要胰腺分泌胰岛素功能失常,均可以使用。用量一般在 10~50g。葛根,甘辛凉,清热生津,《神农本草经》载:"治消渴,身大热。"现代药理研究表明其具有扩张心脑血管,降压、降糖、降脂,改善微循环,抑制血小板凝集的作用。葛根药性平和,用量可至 30~100g。生地甘寒,清热凉血;天花粉甘寒,清热止渴,《神农本草经》载:"治消渴,身热。"并且现代药理研究证实这两味药均具有降糖作用。

2. 青风藤

青风藤,苦辛平,具有祛风湿、通经络、利小便的功效,现代药理研究表明具有抗炎、免疫抑制、降压等作用。此药对于许多肾病均有效,在糖尿病肾病治疗时,在清消渴热的基础上,加此药祛风,对降尿蛋白的效果明显。

四、验案举隅

病案 1:糖尿病肾病Ⅲ期

唐某,男,60 岁。

初诊时间:2015 年 5 月 10 日。

主诉:发现血糖升高 10 年余,发现尿蛋白 6 年。

现病史:患者 10 年前发现血糖升高,于当地医院诊断为"2 型糖尿病",予二甲双胍治疗。8 年前开始应用胰岛素。现在应用胰岛素(诺和灵 30R)早 24IU,晚 24IU,阿卡波糖片 50mg,每日 3 次,现空腹血糖:6~7mmol/L,餐后血糖:8~11mmol/L。6 年前体检发现尿常规示 PRO(+),未予重视。半年前发现尿蛋白增多,8hU-MAL 156.14μg/ml,8h 尿量 600ml,于外院诊断为"糖尿病肾病",予阿魏酸哌嗪片 150mg,每日 3 次;金水宝胶囊 3 粒,每日 3 次。来诊时见:尿泡沫增多,余无明显不适。舌淡黯,苔薄白,舌中有裂纹,脉弦滑。

既往史:高血压 10 年,最高 180/90mmHg,现服用苯磺酸氨氯地平片 10mg,每日 1 次;氯沙坦钾氢氯噻嗪片 1 片(50mg/12.5mg),每日 1 次,现血压控制在 130~150/80mmHg。脑梗死 2 年,现服用银杏叶片 1 片,每日 3 次。吸烟 10 年,4~5 支 /d。饮酒 20 年,半两 /d。母亲有糖尿病病史,父亲有高血压病史。

辅助检查:2015 年 5 月 13 日 U-MAL>200μg/ml;血生化检查:ALB 42g/L,BUN 6.75mmol/L,CRE 100μmol/L,Ccr≈72.82ml/min,GLU 8mmol/L。

中医诊断:消渴病,消渴病肾病(消渴热)。

西医诊断:①2 型糖尿病,糖尿病肾病Ⅲ期;②高血压 3 级,极高危组;③脑梗死。

治法:清消渴热,祛风。

处方:葛根 60g　　黄连 20g　　黄芩 10g　　生地 20g

　　　天花粉 30g　生蒲黄 10g　青风藤 30g

　　　14 剂,配方颗粒,水冲服,日 1 剂。

二诊:2015 年 6 月 24 日。

自觉有时头晕,四肢有些麻感,自述精神、体力有所改善。舌淡黯,苔薄白,舌中有裂纹,脉弦滑有力。

首诊方加太子参20g,天麻10g。14剂,配方颗粒,水冲服,日1剂。

三诊:2015年7月1日。

患者诉血压不平稳:早140~150/80mmHg,晚130/60mmHg,舌淡黯,苔薄白,脉弦滑。辅助检查:2015年7月1日查眼底:双眼可见散在少量出血点,双眼糖尿病视网膜病变Ⅰ期;眼压:右16mmHg,左14mmHg;双眼干眼症。8h U-MAL 44.6μg/ml(8小时尿量300ml),8h尿白蛋白排泄率(UAER)27.9μg/min。

首诊方改生蒲黄20g。14剂,配方颗粒,水冲服,日1剂。

【按语】

本患者属于糖尿病肾病Ⅲ期,此期消渴热这一病机处于主导地位。患者自觉症状不明显,根据辨病辨证相结合,以辨病为主,辨证为辅,治疗主要针对糖尿病肾病消渴热这一病机特点,以清消渴热为主,稍用祛风通络之药。根据经验,葛根、黄连用量较大效果才好,否则杯水车薪,无济于事。据报道,生蒲黄治疗眼底出血疗效明显,三诊时根据眼底检查结果,加大生蒲黄用量。治疗1个月左右,患者尿蛋白减少,疗效显著。

病案2:糖尿病肾病Ⅳ期

李某,男,67岁。

初诊时间:2015年7月15日。

主诉:发现血糖升高11年,发现尿蛋白9年。

现病史:患者11年前发现血糖升高,于当地医院诊断为"2型糖尿病",予二甲双胍、瑞格列奈治疗,未系统监测血糖。9年前发现尿常规示PRO(++),于外院诊断为"糖尿病肾病",具体治疗不详,效果不明显。现应用胰岛素诺和门冬30午10IU,晚10IU治疗。

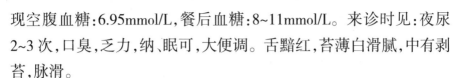

现空腹血糖:6.95mmol/L,餐后血糖:8~11mmol/L。来诊时见:夜尿2~3次,口臭,乏力,纳、眠可,大便调。舌黯红,苔薄白滑腻,中有剥苔,脉滑。

既往史:高血压20年,最高200/110mmHg,现服用厄贝沙坦300mg,每日1次;苯磺酸左旋氨氯地平片10mg,每日1次,血压控制在120~130/65mmHg。腔隙性脑梗死。胆结石,2015年6月25日查:最大者直径16mm。吸烟史30年,20支/d,戒烟半年。饮酒史8年,6两/月。母亲有高血压病史。

辅助检查:2015年7月1日查24hUpro 0.958g(尿量2 800ml);2015年6月25日查血生化检查:ALB 43g/L,BUN 7.43mmol/L,CRE 75μmol/L,Ccr≈92.18ml/min,GLU 6.95mmol/L。

中医诊断:消渴病,消渴病肾病(消渴热,正虚血瘀)。

西医诊断:①2型糖尿病,尿病肾病Ⅳ期;②高血压3级,极高危组;③腔隙性脑梗死;④胆结石。

治法:清消渴热,扶正祛瘀。

处方:葛根40g　黄连15g　生地20g　黄芩6g
　　　穿山龙30g　鸡血藤30g　豨莶草30g　青风藤10g
　　　土鳖虫10g　丹参15g　桃仁30g　郁金10g
　　　生大黄3g　山萸肉20g　生黄芪30g　醋鳖甲10g
　　　龟甲10g　佩兰3g　白芷3g　汉防己10g
　　　14剂,水煎服,日1剂。

二诊:2015年8月20日。

体力改善,夜尿2~3次,舌淡红,苔薄白滑,脉沉弦滑涩。辅助检查:2015年8月20日查24hUpro 0.003g(尿量3 000ml)。

守首诊方不变。14剂,水煎服,日1剂。

【按语】

根据患者病史和理化检查,可明确诊断为糖尿病肾病Ⅳ期,属消渴热伤肾,热动生风,封藏不利,精华外泄。兼有湿热上泛而见口臭,壮火食气而见乏力;舌黯红,苔薄白滑腻,中有剥苔,可见瘀血合并气阴两虚,脉滑亦是热象。治宜清消渴热祛风为主,配以活血、补虚、化湿之法。药用黄连、生地、葛根、黄芩为主以清消渴热。同时,结合患者症状、体征进行辨证论治,患者尿蛋白较多,热邪生风,风邪损伤了肾脏的封藏之力,加重了蛋白尿,所以用穿山龙、豨莶草、青风藤祛风散邪,配鸡血藤养血息风;患者舌黯,提示血瘀的存在,同时患者合并高血压,予配伍活血药物,所以用桃仁、丹参、郁金活血化瘀,土鳖虫、醋鳖甲剔络散结;患者年老,加之热邪损耗日久,舌苔中有剥脱,所以用山萸肉、生黄芪、龟甲补肾扶正以助祛邪;患者口臭、舌苔滑腻,提示湿热浊毒的存在,所以用佩兰、白芷、防己芳香除秽、化湿利水,生大黄去苑陈莝、代谢陈新。全方合用,共奏清热凉血、扶正祛风、化瘀利湿之功。

　　本患者主要病机消渴热明确,但证候复杂,故于清消渴热外,尚有脾肾亏虚,瘀血内阻,兼以其他药物组大方对证治疗。可见,大方虽然药味多,但仍需辨证准确,有是证用是药,而非杂乱无章。病机环节多、靶点多,则需多环节、多靶点地进行针对性治疗。治疗后患者症状有所改善,尿蛋白下降至正常范围,血糖控制平稳,并不意味着可以停止治疗。患者的消渴热病机还没有彻底清除,如果复查肾脏病理变化可能仍存在糖尿病肾病的病理改变,所以仍需长期巩固治疗,可于原方基础加减,并嘱低盐优质蛋白糖尿病饮食,避免食用易引起上火的食物等调护事项。

病案3:糖尿病肾病Ⅴ期

刘某,男,52岁。

初诊时间:2015年10月13日。

主诉:发现血糖升高15年,发现尿蛋白15年,发现血肌酐升高2年余。

现病史:患者 15 年前发现血糖升高、蛋白尿于当地医院诊断为"2 型糖尿病,糖尿病肾病Ⅳ期",服用二甲双胍、阿卡波糖等降糖药物,血糖控制不稳。4 年前改为甘精胰岛素 30IU 睡前注射。查空腹血糖:8mmol/L,餐后血糖:12~13mmol/L。2 年余前发现血肌酐升高(具体不详)。来诊时见:乏力,头晕,难以入睡,梦多,夜尿 3~4次,大便干,需便通片、麻仁润肠丸等药物辅助排便,日 1 次,纳差,不能食凉。舌淡黯,苔薄黄,脉沉弦滑。

既往史:有高血压病史 15 年,血压最高 210/110mmHg,现规律服用硝苯地平控释片 30mg,每日 1 次,酒石酸美托洛尔片50mg,每日 2 次,盐酸特拉唑嗪片 4mg,每日 1 次,血压波动在140~150/90~100mmHg;高脂血症 10 年,现规律服用阿托伐他汀钙片 20mg,每日 1 次;发现冠心病 8 个月,支架植入术后(1 枚),现规律服用阿司匹林肠溶片 0.1g,每日 1 次,硫酸氢氯吡格雷片75mg,每日 1 次,单硝酸异山梨酯片 40mg,每日 1 次,盐酸曲美他嗪片 20mg,每日 3 次,5 个月前因消化道出血停用阿司匹林,并输血 400ml;前列腺增生症 10 个月;2014 年 12 月诊断为"焦虑症",规律服用氟哌噻吨美利曲辛 10.5mg,每日 2 次,现因缓解而停用。2014 年 12 月行左侧肾上腺嗜铬细胞瘤切除术。吸烟史 40 年,40 支 /d。否认酗酒史。父亲有糖尿病、高血压、冠心病病史。

辅助检查:2015 年 8 月 19 日查血生化示:ALB 45.6g/L,BUN9.3mmol/L,CRE 171μmol/L,Ccr≈47.47ml/min,ALT 48.8U/L,AST28.1U/L,CHO 4.98mmol/L,TG 1.29mmol/L,HDL 34.1mg/dl,LDL141.8mg/dl,UA 518.9μmol/L,GLU 7.18mmol/L;HbA1C 7.7%;血常规:WBC 6.31×10^9/L,RBC 4.07×10^{12}/L,HGB 120g/L。

中医诊断:消渴病,消渴病肾病(消渴热,肝阳上亢,瘀血内阻)。

西医诊断:① 2 型糖尿病,糖尿病肾病 V 期;②高血压 3 级,极高危组;③冠状动脉粥样硬化性心脏病,经皮冠脉介入术后;④高脂血症;⑤前列腺增生;⑥左肾上腺嗜铬细胞瘤切除术后。

治法:清消渴热,平肝活血。

方药:葛根 50g 黄连 30g 黄芩 10g 钩藤 30g

天麻 20g 桑寄生 20g 枳实 20g 全瓜蒌 20g

生白术 30g 青风藤 30g 土鳖虫 20g 桃仁 10g

熟大黄 6g

14 剂,水煎服,日 1 剂。

二诊:2015 年 10 月 28 日。

乏力减轻,口干多饮,眠差,夜尿 2 次,大便 2 次 /d,舌红苔黄腻,脉弦数。

辅助检查:2015 年 10 月 21 日 HbA1C 8.3%(4.6%~6.3%);血生化:ALT 87.2U/L,AST 43.1U/L,UA 443.9μmol/L,BUN 9.55mmol/L,CRE 154.8μmol/L,Ccr≈52.44ml/min,GLU 7.08mmol/L;血常规:RBC 3.62×10^{12}/L,HGB 111g/L,HCT 32.6%;2015 年 10 月 22 日 24hUpro 0.87g(尿量 3 000ml);尿常规:SG1.01,PRO 0.25g/L;血常规:RBC 3.43×10^{12}/L,HGB 105g/L,HCT 30.8%;2015 年 10 月 28 日血生化:ALT 63.6U/L,AST 33.3U/L,UA 422.2μmol/L,BUN 6.76mmol/L,CRE 147.7μmol/L,Ccr≈54.96ml/min,GLU 4.43mmol/L。

处方:葛根 90g 黄芩 10g 黄连 30g 丹参 20g

地骨皮 10g 枸杞子 20g 天花粉 30g 青风藤 15g

桃仁 10g 红花 6g

14 剂,水煎服,日 1 剂。

随访:2016 年 3 月 21 日查肾功能:CRE 133μmol/L,Ccr≈61.04ml/min;空腹血糖 6mmol/L,餐后血糖 8~9mmol/L。诸症基本消失,夜尿 2 次,大便干,日 1 次。

【按语】

消渴病肾病后期,消渴热驻留肾脏,热伤生瘀,瘀血阻滞,气血不利；热伤阴液，阴损及阳，阴阳两虚。此时，消渴热虽然存在，但是因为生火乏源，所以程度较轻，往往不再是主要矛盾。但是治疗不能遗忘清消渴热，因为消渴热仍是基本病机，有时仍是主要矛盾。这时的治疗应提高活血化瘀的地位，同时酌情加重双补阴阳。此期的治疗比较困难，需要患者进行严格的自身管理，以及长期治疗，以期达到改善生活质量，延缓肾病进展的目的，延长进入肾替代治疗的时间。

本患者梦多、大便干、苔黄、脉弦滑，仍可见热象偏重，所以仍以清消渴热为主，重用葛根、黄连、黄芩、天花粉、地骨皮清消渴热，加青风藤祛风。同时，患者舌黯、病程长久，糖尿病肾病后期肾小球硬化，已经出现肾功能不全，均提示着瘀血的存在，所以加用活血化瘀，选用《金匮要略》下瘀血汤加丹参、红花；患者血压偏高，选用天麻、钩藤养肝息风，以调血压；患者大便干、梦多、脉弦滑，考虑痰热内扰，加枳实、全瓜蒌清热化痰、通腑泄浊，生白术健运脾胃、缓下清肠；选用枸杞子，既可补虚，又可降糖。全方合用，共奏清消渴热祛风、活血通便补虚之功。

本患者体质壮实，虽然属于消渴病肾病后期，但是阴阳亏损的表现并不明显，所以未重用补阴补阳的药物，若出现四肢厥冷、恶寒怕风、脉细弱等表现时或者患者素体虚弱的，都应当及时应用补虚药。

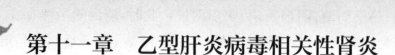

第十一章　乙型肝炎病毒相关性肾炎

乙型肝炎病毒相关性肾炎（HBV-GN）是乙型肝炎病毒（HBV，简称"乙肝病毒"）感染人体后通过免疫反应形成免疫复合物，导致肾小球损伤的疾病。我国乙型肝炎患病率高，HBV感染是我国继发性肾小球疾病中常见的病因之一，是感染继发性肾病常见的致病原。本病起病多隐袭，临床表现多样，主要表现为肾病综合征或肾炎综合征。40%有血压升高，20%肾功能不全。部分病人可合并慢性迁延性肝炎、慢性活动性肝炎、重症肝炎，甚至肝硬化。本病病理类型多样，最常见的为膜性肾病，其次为系膜毛细血管性肾小球肾炎。

乙肝病毒相关性肾炎的治疗原则主要是降低尿蛋白、防止再发和保护肾功能。有HBV活动复制时应积极抗病毒治疗。糖皮质激素联合免疫抑制剂在减少尿蛋白上多数无效，并可延迟HBV中和抗体的产生、促进HBV-DNA复制而加重病情。只有严重低蛋白血症和大量蛋白尿且病毒复制指标阴性时才可应用。用药时需要监测HBV复制指标。

一、病机探讨

本病以蛋白尿、水肿为主要临床表现，中医多从"尿浊""水肿"等病论治。本病虚实夹杂，正虚多为肝、脾、肾不足，邪实责之风、湿、热、瘀。正气不足，感受疫毒邪气，蕴结于肝；脾失运化，肾失气化，水液代谢失常，则见水肿；风邪扰肾，肾失开阖，精微外泄，故而尿浊；肝失疏泄，气机不畅，水湿蕴结化热，复伤肝络，日久则瘀，甚者成肝积。本病涉及肝、脾、肾，邪在气、血、水，易从热化。

二、临证求索

　　乙肝病毒相关性肾炎的治疗扶正与祛邪兼顾，并根据患者肝脏、肾脏病变情况有所侧重，不可将肝、肾的治疗完全割裂开。如患者无明显病毒复制及肝功能异常情况，治疗重心以蛋白尿为主，以辨病（病理类型）与辨证相结合，即参照同病理类型的原发性肾病诊治。膜性肾病是乙肝病毒相关性肾炎最常见的病理类型，如患者病理表现为膜性肾病，可予补肾、祛风为主。需要强调的是，无论何种病理类型，始终贯穿肝、脾的调护。脾以健运为要，脾健则水湿得散；调肝以柔养、疏利为主，不可妄用杀伐，以防伤及肝阴。当患者存在乙肝病毒复制、肝功能异常，甚至相关并发症，则根据肝脏病变轻重缓急论治。如病毒复制活跃、转氨酶或胆红素升高明显，以清热解毒、利湿退黄为主，兼以扶正；如肝脏以慢性病变为主，甚至肝硬化，则以柔肝、活络、理血为主。

三、用药心得

　　本病在用药方面注意时刻保护肝功能。尤其是诸多的藤类中草药，不同程度地存在肝功能损害的副作用。较为经典的如雷公藤的提取物雷公藤多苷，目前已广泛应用于肾病的免疫抑制治疗，用药期间需严密检测肝功能。相比之下，青风藤鲜见肝功能损害，相对安全。除此之外，其他常用的祛风类药物，如临床常用的穿山龙以及其有效成分制成的薯蓣皂苷相关制剂也有肝功能损害的临床报道。而祛风类药物在肾病的治疗中具有不可替代的作用，故对此不可因噎废食。上述药物导致肝功能损害的副作用多出现在长期或大剂量使用的基础上，因此临床中应自小剂量使用，密切监

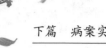

测肝功能情况,如无肝功能异常则逐渐加大剂量,处方时在保证疗效的前提下精简药味,以减少肝脏负担。

四、验案举隅

病案1

王某,男,70岁。

初诊时间:2012年5月28日。

主诉:发现血尿、蛋白尿4年。

现病史:患者4年前因排尿不适查尿常规示BLD(++)、PRO(++),口服中药及中成药治疗,后多次复查24小时尿蛋白定量在2~3.3g,肾功能正常。2年前查肝炎分型:HBeAb(+)、HBcAb(+);HBV-DNA定量<1 000copies/ml;肾活检病理:符合膜性乙肝病毒相关性肾炎。予氯沙坦钾早100mg、晚50mg降尿蛋白治疗。后因血压控制不佳,加用缬沙坦、厄贝沙坦治疗,复查24小时尿蛋白在3g左右。10天前复查24hUpro 3.61g(尿量不详)。来诊时见:乏力,泡沫尿,余无明显不适,纳、眠可,大便调。舌质黯,苔薄白,脉沉细。

既往史:发现血压升高20余年,血压最高160/97mmHg。高脂血症12年。生于并长期生活于北京,否认疫区疫水接触史,否认烟、酒等不良嗜好。否认药物及食物过敏史。否认家族遗传病病史。

中医诊断:慢肾风(脾肾亏虚,风邪入肾)。

西医诊断:①乙肝病毒相关性肾炎,膜性肾病;②高血压2级,极高危组;③高脂血症。

治法:健脾,益肾,祛风。

处方:生黄芪150g　知母30g　　白术30g　　山萸肉30g

　　　穿山龙30g　稀莶草30g　鸡血藤30g　麦冬10g

　　　14剂,水煎服,日1剂。

二诊:2012 年 7 月 5 日。

乏力较前好转,仍有泡沫尿,舌质黯,苔薄白,脉沉细。辅助检查:2012 年 6 月 29 日查 24hUpro 2.9g(尿量不详)。

守首诊方去山萸肉,加太子参 20g,丹参 20g。14 剂,水煎服,日 1 剂。

三诊:2012 年 9 月 5 日。

大便日 3~4 次、便溏,喑哑,舌质黯,苔薄白,脉弦滑。辅助检查:2012 年 8 月 24 日查 24hUpro 3.15g(尿量不详)。

处方:生黄芪 60g　桑寄生 20g　怀牛膝 20g　芡实 20g
　　　穿山龙 30g　鸡血藤 30g　豨莶草 30g　知母 15g
　　　桔梗 15g

14 剂,水煎服,日 1 剂。

四诊:2012 年 10 月 11 日。

大便日 2 次,成形,舌红,苔薄白,脉沉弦滑。辅助检查:2012 年 10 月 8 日查 24hUpro 3.014g(尿量不详)。

守三诊方加芡实 20g。14 剂,水煎服,日 1 剂。

五诊:2012 年 11 月 8 日。

大便成形、细软、日 2~5 次,舌边尖红、苔薄白,脉沉细。辅助检查:2012 年 10 月 26 日查 24hUpro 2.31g(尿量不详)。

守三诊方去桔梗,其他药物加倍,加炒白术 30g。14 剂,水煎服,日 1 剂。

六诊:2012 年 12 月 27 日。

血压时有波动,余无明显不适,舌边尖红,苔薄白,脉弦滑。辅助检查:2012 年 12 月 14 日查 24hUpro 3.23g(尿量不详)。

守五诊方加天麻 30g。14 剂,水煎服,日 1 剂。

其后患者于上方基础上随症加减服用,监测 24 小时尿蛋白定量见图 3。

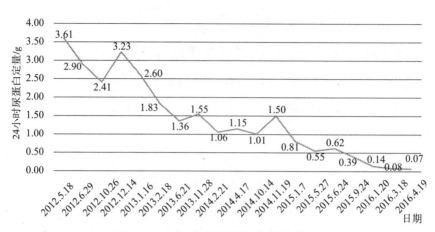

图3 24小时尿量蛋白定量趋势图

【按语】

乙肝病毒相关性肾炎目前在临床中多数医家采用清热祛湿、活血化瘀、疏肝健脾等法治疗,效果不一。其病理类型及临床表现多样,肝炎症状与肾病表现因人而异。乙肝病毒致病多属热性,当患者出现发热、黄疸、腹痛等肝炎症状及存在病毒复制时可予清热利湿退黄等治疗,同时注意防止用药过热。但当肝炎症状轻微,甚至缺如,以不同程度蛋白尿为主要表现时,则应着重于蛋白尿治疗,本患者病理类型为膜性肾病,症状轻微,可归属"寡症"范畴,以辨病为主,从膜性肾病的补肾、健脾、祛风大法论治。

生黄芪大补肾气,山萸肉益肾固精,穿山龙、鸡血藤、豨莶草祛风通络,为笔者治疗本病的经验用药。知母清热、麦冬养阴,二者佐制黄芪、山萸肉之温燥,又配伍太子参益气养阴。三诊时蛋白尿水平又有所上升,在原方补肾益气、祛风通络基础上加用怀牛膝、桑寄生加强益肾之力,芡实收涩固精。五诊时结合患者尿蛋白水平考虑收效不显,病程较长对患者预后不利,且前四诊处方有效,故剂量加倍,以求速效。六诊时患者血压波动,不应小视血压波动对蛋白尿的影响,应积极处理,故加用天麻平肝息风以辅助控制血压。另外,应重视在治疗本病的过程中,祛风药对肝功能的影响,

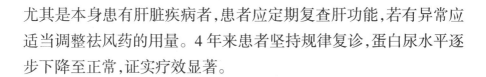

尤其是本身患有肝脏疾病者,患者应定期复查肝功能,若有异常应适当调整祛风药的用量。4 年来患者坚持规律复诊,蛋白尿水平逐步下降至正常,证实疗效显著。

病案 2

李某,男,74 岁。

初诊时间:2008 年 5 月。

主诉:双下肢水肿 1 年。

现病史:患者 1 年前无明显诱因出现双下肢水肿,未予重视,后水肿逐渐加重,伴血压升高,当地医院查尿常规示 PRO(+++),RBC 1~3 个/HP;24hUpro 2.95g(尿量不详);生化检查示 ALB 22.6g/L,肾功能正常。当地医院予口服中药治疗,水肿未明显缓解。半年前外院行肾活检,病理诊断为:膜性乙肝病毒相关性肾炎。予口服盐酸贝那普利片 10mg,每日 1 次,缬沙坦胶囊 80mg,每日 1 次,降低尿蛋白治疗,自觉水肿减轻,监测尿蛋白情况不详。近 2 个月下肢水肿再发,伴眼睑浮肿,查 24hUpro 8.64g(尿量 1 200ml)。来诊时患者自觉乏力,偶有腹胀,纳差,夜寐不安,尿中泡沫,大便干稀不调,有排便不畅感。舌质淡黯,苔白厚略干,脉沉滑。

既往史:1 年前诊断阵发性房颤,同年曾行疝修补术。

中医诊断:水肿(脾肾亏虚,风邪入肾)。

西医诊断:①乙肝病毒相关性肾炎,肾病综合征,膜性肾病,肾性高血压;②心律失常,阵发性心房纤颤;③疝修补术后。

治法:补肾健脾,祛风利水。

处方:
生黄芪 60g	山萸肉 10g	生白术 30g	芡实 30g
生薏仁 50g	茯苓 20g	女贞子 10g	生地 20g
石斛 15g	丹参 20g	木瓜 50g	丝瓜络 60g
枳壳 15g	佛手 15g	蝉蜕 20g	青风藤 40g

14 剂,水煎服,日 1 剂。

二诊：患者服用上方 14 剂后水肿较前减轻，仍有腹胀，舌质淡黯，苔白略干，脉沉滑。复查 24hUpro 6.16g（尿量 1 600ml）。

上方加大腹皮 20g。7 剂，水煎服，日 1 剂。

三诊：患者服用上方 7 剂后水肿无进一步改善，腹胀减轻，口干、口渴，舌质淡黯，苔薄黄略干，脉沉滑。复查 24hUpro 5.02g（尿量 1 200ml）。

二诊方生黄芪之剂量加至 90g，生地之剂量加至 30g，麦冬 6g，鲜芦根 15g，沙参 10g。14 剂，水煎服，日 1 剂。

四诊：患者服用上方 14 剂后水肿明显缓解，无腹胀，口干、口渴减轻，舌质淡黯，苔白略干，脉沉滑。复查 24hUpro 3.95g（尿量 1 650ml）。

三诊方生黄芪加量至 150g，患者遂出院回常住地进一步调理。

【按语】

乙肝病毒相关性肾炎以膜性肾病为最常见的病理类型，该患者临床表现为肾病综合征，水肿症状为主，病理类型为膜性肾病。本病理类型以脾肾亏虚、风邪入肾为基本病机，因此该患者可从膜性肾病的病理角度出发，以补肾祛风为主法。方中生黄芪一味以大剂量求补肾、利水、祛风多效兼得；山萸肉补肝肾、固精微；蝉蜕透风邪外达、青风藤除肾风入络，一上一下，共奏祛风之功；健脾方面芡实补脾兼涩肾精，生白术补脾阴，生薏苡仁、茯苓补脾以助运化水湿，对患者乙肝治疗亦是有助。乙肝多从湿热、阴虚论治，因此除运脾除湿外，另予枳壳、佛手畅气机，女贞子、生地滋阴养肝，丹参活血养肝。木瓜利尿兼柔肝养阴，丝瓜络消肿且祛风通络，大腹皮行水并下气宽中，诸药合用，水有出路，肿消胀除。患者服药后出现口干、口渴，以芦根、沙参、麦冬利咽润肺防燥以保驾，佐制大剂量生黄芪之燥热，使效不更方，一鼓作气，方能取得良好疗效。

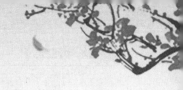

第十二章 反复泌尿系感染

泌尿系感染是常见的感染性疾病之一,以女性多见,归属中医"淋证"范畴。淋证病机为湿热蕴结下焦,壅塞气机,导致膀胱气化不利。反复泌尿系感染,可归属"劳淋"范畴。西医治疗以抗生素为主,然而抗菌药物的应用,并未减少泌尿系感染的复发率,且常因疗程选择不合理、患者抵抗力低等因素导致治疗不彻底,而反复应用抗生素易导致菌群变迁或耐药菌繁殖生长,不利于改善临床症状,并引起不同程度的不良反应和耐药性。

一、病机探讨

以往医家多认为,本病病因病机,以肾虚为本,膀胱湿热为标。笔者师从国医大师张琪教授,在跟随导师学习的过程中,系统继承了张琪教授"病因勿忘寒邪"的经验,并且临证发现部分反复泌尿系感染患者,在湿热为患的同时,往往可出现遇寒发作、喜暖恶寒、腰腹冷、手足不温等寒象,且遇寒冷因素(天气变冷、接触冷水、冒雨涉水、过食生冷、用药偏凉等)易复发或加重,提出本病的病机特点是本虚标实、寒热错杂,以肾虚为本,湿热之邪贯穿始终为主因,而内外寒邪也是影响该病发生、发展的重要因素。采用寒热并用的治法可明显改善症状、提高疗效、减少复发频率。

二、临证求索

1. 清热利湿少佐温阳

反复泌尿系感染中"寒热错杂证"较为普遍，认识及重视寒热错杂证，为反复泌尿系感染的辨证论治提供了新的辨证思路，从而提高临床治疗效果。治疗上应诸因素兼顾，分清主次，区分寒热、虚实、轻重，做到久病扶正、除邪务尽，本着扶正而不留邪、祛邪而不伤正的原则，虚实兼顾、温清并用，才能更好地提高临床疗效。方用清心莲子饮加减（常用方：石莲子、黄芪、党参、麦冬、牛膝、黄芩、地骨皮、茯苓、车前草、鱼腥草、白花蛇舌草、柴胡、白术）。《太平惠民和剂局方》指出清心莲子饮"药性温平，不冷不热"，方中既有黄芩、地骨皮等清热之品，又有黄芪、党参等益气升阳药，清补兼施，恰与本病病机相符。黄芩善清上焦之热，地骨皮清三焦之火且退虚热，麦冬清热养阴，车前草、鱼腥草、白花蛇舌草等均有清热通淋之效，为淋证常用药物，配以石莲肉清心益肾、茯苓淡渗利湿、牛膝引热下行，使邪热得从小便解。黄芪、党参、白术等配以柴胡固护中焦、益气升阳，防止清热之品寒凉之性伤及脾胃。寒热并用时需注重清热与温补主次之别。本病虽有"寒"象，但下焦湿热仍是主要病机，治疗中仍以清利湿热为主，少佐温阳之品，若一味强调温补，则易助阳化火，反失其意。

2. 注重祛除复杂因素

泌尿系感染反复发作的易感因素包括各种原因引起的泌尿道梗阻、泌尿系统畸形或功能异常（如肾发育不全、多囊肾、双肾盂或双输尿管畸形等）、尿道插管及器械检查、女性尿路解剖生理特点、全身疾病（如糖尿病、高血压、慢性肾病、慢性腹泻、长期使用糖皮质激素等）使机体抵抗能力下降等。对于反复泌尿系感染患者辨病、辨证论治的同时，积极寻找、去除复杂因素，从而更好地降低复发率。

3. 分期治疗,贵在坚持

对于反复泌尿系感染,当分发作期与缓解期论治,虽然两期治疗均需以扶正祛邪为法,但侧重各有不同:急性发作期,虽清利湿热为要务,但勿忘扶正;缓解期,虽补益扶正,勿忘膀胱湿热的病机,仍需联合清利湿热之品,用药勿过热,防诱发感染。标本同治,得以取效。本病缠绵难愈,病史多较长,必须认准分期,治疗宜守方,非急性发作期标本同治,急性发作期以治标为主,及时调整治疗方案,方可获效。此为本病基本治疗原则。

三、用药心得

1. 清热解毒重用白花蛇舌草、蒲公英

《中华人民共和国药典》(简称《中国药典》)记载白花蛇舌草"甘、淡,凉,清热解毒,利尿消肿,活血止痛,内服常用于疮疖肿毒,小便不利……";蒲公英"苦、甘,寒。归肝、胃经,清热解毒,消肿散结,利尿通淋。用于疔疮肿毒,热淋涩痛……"。在选择清热解毒、利尿通淋之品治疗本病时以此二味药作为常用药对,用量30~60g。

2. 泌尿系感染勿忘怀牛膝

怀牛膝,苦、甘、酸,平,归肝、肾经,具有逐瘀通经,补肝肾,强筋骨,利尿通淋,引血下行的功效。《本草纲目》记载其"治五淋尿血,茎中痛……"。缪希雍说其"性善下行……能通气滞血凝。"怀牛膝治疗本病,有标本兼顾的作用,现代药理研究亦表明其具有抗炎、利尿等作用。

3. 少佐温阳

常选用乌药、益智仁等作为反复泌尿系感染寒热并用之温阳药物。对于表现为寒热错杂证的患者,尤其伴有小腹发凉、下坠等下焦虚寒者,治疗中需少佐温阳之品,常选乌药、益智仁。二者均辛、温,均具有行气、止痛、散寒之功,是缩泉丸的主要成分,可治疗少腹冷痛、膀胱虚冷、遗尿、尿频等。需要注意的是用量,一般3~6g,鉴于本病湿热内蕴的基本病机,温药不能过用。

四、验案举隅

病案 1

王某,女,69 岁。

初诊时间:2007 年 3 月 29 日。

主诉:反复泌尿系感染 5 年,加重 1 年。

现病史:患者近 5 年来反复泌尿系感染,近 1 年发作频繁,1 个月 1~2 次,发作时寒战、高热,用抗生素后可以缓解。1 个月前再次发作并于北京中医药大学东方医院住院治疗,好转后出院。现为求巩固治疗就诊。刻下症见:自觉无明显不适。舌质边尖红,苔薄白,脉弦滑。

既往史:多囊肾、慢性肾功能不全病史;否认其他慢性病、传染病、外伤、输血史;否认药物及食物过敏史。

中医诊断:劳淋(肾虚膀胱湿热,痰瘀互结)。

西医诊断:①反复泌尿系感染;②多囊肾,慢性肾功能不全。

治法:补肾,清热利湿,软坚散结。

处方:牛膝 20g　　杜仲 20g　　茯苓 15g　　白芍 10g
　　　桃仁 10g　　生大黄 5g　　白花蛇舌草 40g　　陈皮 6g
　　　柴胡 10g　　海藻 30g　　昆布 30g
　　　7 剂,水煎服,日 1 剂。

二诊至九诊:患者未发作寒战、高热,随诊多次复查尿常规白细胞始终 >50 个 /HP。处方均以首诊方加减。

十诊:2007 年 7 月 12 日。

时有尿道灼热,无尿痛,时有腹痛。舌质黯,苔薄白,脉弦滑尚

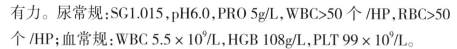

有力。尿常规:SG1.015,pH6.0,PRO 5g/L,WBC>50 个 /HP,RBC>50 个 /HP;血常规:WBC 5.5 × 10^9/L,HGB 108g/L,PLT 99 × 10^9/L。

治法:补脾益肾,清热利湿。

处方:生黄芪 20g　太子参 15g　车前草 80g　牛膝 20g

　　　鱼腥草 30g　桑寄生 30g　炒白术 20g　炒苡仁 30g

　　　生山药 30g　芡实 30g　　茯苓 20g　　金银花 30g

　　　白花蛇舌草 30g

7 剂,水煎服,日 1 剂。

十一诊:2007 年 7 月 20 日。

患者诉咽部不适。舌质偏红,苔薄白,脉象弦滑尚有力。肾功　能:CO$_2$CP 17.1mmol/L,β_2-MG 11.46mg/L,UREA 10.66mmol/L,CRE 205μmol/L。守十诊方加菊花 15g、鲜芦根 15g。14 剂,水煎服,日 1 剂。

十二至十四诊:病情稳定,尿 WBC 减少至正常范围。处方均守十诊方加减。

十五诊:2007 年 10 月 22 日。

患者 10 月 12 日出现发热,腰痛。血常规:WBC 15.7 × 10^9/L,HGB 96g/L;尿常规:WBC>50 个 /HP,PRO 0.75g/L。合用抗生素后热退。来诊时左腰疼痛。舌质红,苔薄白,脉弦滑。

处方:鱼腥草 40g　地丁 10g　　扁蓄 10g　　蒲公英 20g

　　　车前草 60g　金银花 30g　泽兰 6g　　　生山药 30g

　　　野菊花 20g　鲜白茅根 30g　生黄芪 30g　桑寄生 20g

　　　牛膝 30g　　杜仲 15g　　白花蛇舌草 60g

7 剂,水煎服,日 1 剂。

十六诊:2007 年 11 月 22 日。

近日腰部不适,似蚂蚁黏上皮肤感,排尿无明显不适,大便稀,日 3~4 次。舌质淡黯红,脉象弦滑。守十五诊方加炒白术 10g、生山药 50g。7 剂,水煎服,日 1 剂。

十七诊：2007 年 12 月 6 日。

尿常规，PRO 0.75g/L，GLU 6mmol/L，WBC 0 个 /HP，RBC 0 个 /HP。舌质偏黯红，苔薄白，脉象沉细滑。守十六诊方加丹参 20g。7 剂，水煎服，日 1 剂。

后服至 2008 年 2 月病情尚稳定，未见泌尿系感染发作。

【按语】

本案患者既往多囊肾、慢性肾功能不全病史，属复杂性泌尿系感染。本病属"劳淋"范畴，病机属本虚标实，肾虚为本，膀胱湿热为标。初诊时"无明显不适"，考虑多囊肾为其泌尿系感染反复发作的易感因素，故治疗在补肾、清利湿热同时，予以活血化瘀、软坚散结之法。后患者泌尿系感染再发频率明显下降。再诊时，患者出现排尿不适症状，"时有尿道灼热"，脉尚弦滑有力，尿液检查示红、白细胞明显升高，急则治其标，治疗以清利湿热为主，补肾为辅，急性发作期，清利湿热为要务，但勿忘扶正，"邪之所凑，其气必虚"，少用黄芪、牛膝等补肾扶助正气、提高机体抵抗力，辅助清利湿热之品驱邪外出。

病案 2

郑某，女，45 岁。

初诊时间：2011 年 7 月 7 日。

主诉：反复尿频、尿热 2 年余。

现病史：2 年前出现尿频、尿道热，曾查尿常规示尿潜血（具体数值不详），未系统诊治，后尿频、尿热反复出现，每 2~3 个月 1 次，无发热、腰痛，均未系统治疗，自服药物后症状可逐渐缓解，具体药物不详。刻下症见：尿频，夜尿 3~4 次，乏力，手足发凉，舌质黯红，苔薄白，脉细数。辅助检查：尿常规：SG 1.020，pH 7.0，余未见明显异常。

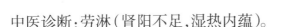

中医诊断:劳淋(肾阳不足,湿热内蕴)。

西医诊断:反复泌尿系感染。

治法:清热利湿,补肾温阳。

处方:莲子肉 10g　地骨皮 6g　麦冬 10g　太子参 10g
　　　萹蓄 10g　　车前草 50g　鱼腥草 30g　白花蛇舌草 60g
　　　益智仁 3g　　乌药 3g　　巴戟天 6g　生地 10g
　　　女贞子 6g　　酒萸肉 6g　山药 15g

7 剂,水煎服,日 1 剂。

二诊:2011 年 7 月 18 日。

尿频改善,夜尿由 3~4 次减至 1~2 次,仍乏力、怕冷、尿道灼热,舌质淡黯,苔薄白,脉沉细。守上方加知母 10g。14 剂,水煎服,日 1 剂。

三诊:2011 年 8 月 1 日。

尿道灼热减轻,仍乏力、气短、手足发凉,近日易汗出,舌黯红,苔薄白,脉沉细。尿常规示:SG1.02,pH5.0,ERY 150/μl,RBC 1~2 个 /HP。续以二诊方加仙鹤草 50g,丹参 10g。14 剂,水煎服,日 1 剂。

四诊:2011 年 8 月 22 日。

尿频、乏力明显改善,但是排尿后尿道口有些灼热,平时怕冷,舌淡红苔薄白,脉沉细。尿常规示:SG 1.02,pH 7.0,ERY 150/μl,RBC 0~2 个 /HP。继以三诊方 14 剂以巩固疗效。

【按语】

本案患者手足发凉、怕冷同时伴有尿道灼热、尿频,属于寒热错杂证,故在清热利湿同时应注意温阳;但根据患者舌脉及尿道症状,可知患者属热性体质,所以在温阳的同时又不得太过,以免助热。故以缩泉丸温肾缩尿,清心莲子饮加减清心火、益气阴、止淋浊,同时酌加清热利湿养阴之品,有补中寓清之妙;随诊时加强益

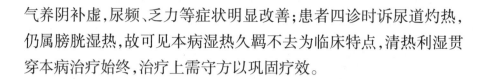

气养阴补虚,尿频、乏力等症状明显改善;患者四诊时诉尿道灼热,仍属膀胱湿热,故可见本病湿热久羁不去为临床特点,清热利湿贯穿本病治疗始终,治疗上需守方以巩固疗效。

病案3

于某,女,52岁。

初诊时间:2016年7月13日。

主诉:反复尿频、尿急、尿痛3年,加重3个月。

现病史:患者3年前足部受凉后出现尿频、尿急、尿痛,无发热,于当地医院诊断为"泌尿系感染",予青霉素抗感染及口服中药汤剂治疗,症状有所缓解,后尿频、尿急、尿痛反复发作。3个月前患者再次足部受凉后出现尿频、尿急、尿痛,自觉较初次发病症状略轻,伴下腹发凉,自行温水熏洗后症状可稍缓解,于当地医院查尿常规示尿白细胞较高,予左氧氟沙星片及银花泌炎灵片口服治疗,症状有所缓解。刻下症见:尿痛,饮水后稍加重,无尿频、尿急,怕凉,左胁肋部胀痛,生气后加重,纳、眠可,大便2~3日1次,舌淡,苔薄黄略干。

既往史:既往体健,已绝经;否认慢性病、传染病、外伤、输血史;否认药物及食物过敏史。

辅助检查:2016年3月4日尿常规:WBC 150/μl,RBC 33/μl;

2016年3月24日尿常规:WBC 30~35个/HP;

2016年4月24日尿常规:RBC 35.9/μl;

2016年6月17日血常规:WBC 11.95×10⁹/L,NEUT 9.19×10⁹/L。

中医诊断:劳淋(寒热错杂)。

西医诊断:反复泌尿系感染。

治法:清热利湿,兼以益气温阳。

处方:党参30g　　生黄芪30g　　黄芩15g　　地骨皮6g

　　　车前草30g　　莲子肉6g　　茯苓30g　　炙甘草10g

柴胡 10g	怀牛膝 30g	鱼腥草 30g	白茅根 30g
瞿麦 20g	仙鹤草 100g	秦皮 10g	生甘草 6g
炒白术 20g	小茴香 6g	白芍 15g	白花蛇舌草 60g

14 剂,水煎服,日 1 剂。

二诊:服上方 14 剂后,症状明显缓解。继以原方 14 剂巩固疗效。

【按语】

本案患者病情每遇凉复发,得温则缓,可见阳气已伤,病机属寒热错杂证,方用清心莲子饮加减,寒热并用。此外,本患者左胁肋部胀痛,生气后加重,为肝气郁滞之征,以柴胡、白芍配伍疏肝解郁;芍药、甘草相合亦有缓急止痛之功。反复泌尿系感染易因生气、着急复发,本病部分患者存在不同程度情绪抑郁、焦虑,故临证需耐心疏导,酌情辅以疏肝解郁之品。

第十三章　杂　病

病案 1:腹型过敏性紫癜

赵某,男,28 岁。

初诊时间:2009 年 9 月 16 日。

主诉:双下肢紫癜 20 余天,间断腹痛 4 天,加重 1 天。

现病史:患者 20 余天前无诱因出现双下肢皮疹,外院考虑"过敏性紫癜",予以口服泼尼松片至今(具体剂量及服法不详),4 天前出现间断胃脘痛,喜按,且双大腿皮肤紫癜增多,查血尿便、B 超等相关检查未见异常,予以解痉止痛药可缓解。昨日晚餐进食牛奶,夜间出现腹泻,黄色水样便,共 12 次,凌晨出现胃脘部剧烈绞痛,喜按,无发热,大便检查示肠道菌群失调,血常规白细胞较前有所升高,大便常规 + 潜血未见明显异常,给予止痛药持续不缓解,予以吗啡注射液方略有缓解并于 5 小时后再次加重。刻下症见:腹痛,呈持续性绞痛,痛势较前略有好转,难以忍受,喜按、喜暖,伴腹泻,大便仍呈稀水样,低热,汗出,乏力,不欲饮食。舌淡红,苔薄白,脉弦滑。

既往史:既往体健。

个人史:素体脾胃虚寒,不耐食凉。此次腹痛发作前曾饮牛奶 2 盒。

辅助检查(2009 年 9 月 16 日北京中医药大学东方医院):便常规:少量红白细胞。电子胃镜:①慢性浅表性胃炎;②十二指肠球多发红斑。

中医诊断:腹痛(虚寒证)。

西医诊断:过敏性紫癜,腹型。

治法:温阳健脾。

处方:干姜6g　　　蜀椒6g　　　乌药6g　　　煨诃子10g

　　　补骨脂10g　五味子6g　　赤石脂30g　芡实30g

　　　炒白术20g　炒薏仁15g　茯苓20g　　焦山楂10g

　　　1剂,水煎服,日1剂。

二诊:2009年9月17日。

患者用药1剂后,症状明显缓解,未再腹痛、腹泻,双下肢皮疹较前明显变黯,大部分消退,口干。舌黯红,苔薄白,脉滑。因口干,故上方加葛根10g继用3剂。

三诊:2009年9月20日。

患者无腹痛、腹泻,无发热,大便成形,日1次,双下肢偶发少量散在皮疹。治疗以健脾益气、温阳为法。

处方:党参20g　　白术20g　　干姜15g　　炒薏仁30g

　　　补骨脂10g　蜀椒6g　　　益智仁6g　草菝6g

　　　甘草6g

　　　7剂,水煎服,日1剂。

【按语】

过敏性紫癜属中医"发斑"范畴,证型分为热盛迫血、阴虚火旺及气不摄血,临床以热迫血行多见,中药多治以清热解毒、凉血等法。但此患者采用温阳法治疗,疗效显著。

本患者以腹痛为主要特点,大便常规可见少量红、白细胞,电子胃镜提示十二指肠球部多发红斑,考虑其急性肠炎合并腹型过敏性紫癜。患者腹痛难忍伴腹泻,但考虑其素体脾胃虚寒、不耐食凉,腹痛、腹泻发作前曾饮牛奶2盒,牛奶性凉,且腹痛喜按、喜暖,伴有乏力、汗出,舌淡苔薄,考虑应为寒邪所致。处方之时,思及周身皮疹及胃镜提示胃肠出血性皮疹多属热,一派阳热之品恐加重出血,仅试投以 1 剂,患者腹痛、腹泻即止,皮疹随之消退,可见辨证阳虚准确无误,故继续以温阳法治疗而收功。三诊时,考虑患者"腹痛加重、皮疹增多""腹痛缓解,皮疹亦消退"的特点,治疗以健脾益气、温阳为法,不予清热凉血等过敏性紫癜常用法。

阳气具有统摄血液运行的作用,阳气虚则统摄无权,故血液妄行而出血。古代医家使用温阳法或合用温阳药物寒热并用治疗血证的经验并不少见。早在《金匮要略》即有柏叶汤治疗吐血,方中有温阳之干姜。另外,此患者主诉为腹痛,腹痛剧烈,需注射吗啡注射液后方能减轻,思及《金匮要略》中"心胸中大寒痛,呕不能饮食,腹中寒,上冲皮起,出见有头足,上下痛而不可触近,大建中汤主之",考虑患者腹痛,与"心胸中大寒痛"相符,故选用大建中汤合四神丸加减。方中干姜、蜀椒、乌药、补骨脂均具有温阳的作用,阳气得健,统摄有权,血液归经,皮疹消退,腹痛消失。

此案提示腹痛治疗需详辨寒热属性,该患者舌脉、服用激素史以及过敏性紫癜的中医病机均容易误导临床辨证为实热性腹痛,若治以清热、行气等治法则无疑火上浇油、雪上加霜。由此可知,临床中辨证准确,对证施药,方能效如桴鼓。

病案 2:急性咽痛

谢某,女,29 岁。

初诊时间:2011 年 6 月 18 日。

主诉:咽痛 6 天,声音嘶哑 2 天。

现病史:患者 6 天前不慎着凉后出现轻度咽痛,伴发热恶寒,体温最高 39.2℃,周身疼痛,无咳嗽、咳痰,血常规:WBC 14.09×10^9/L,N% 92.2%。自服阿莫西林克拉维酸钾抗感染及清开灵口服液清热解毒,并间断服用"白加黑"退热,以金银花、鲜芦根代茶饮,2 天后体温降至正常,身体疼痛缓解。然咽痛逐渐加重,伴咽痒、干咳,无痰,服止咳化痰中成药(具体名称不详),无改善。2 天前出现声音

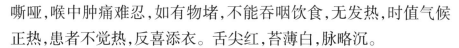

嘶哑,喉中肿痛难忍,如有物堵,不能吞咽饮食,无发热,时值气候正热,患者不觉热,反喜添衣。舌尖红,苔薄白,脉略沉。

中医诊断:咽痛(外寒内热)。

治法:温中散寒,清热解毒。

处方:炙麻黄6g　熟附子6g　细辛3g　北豆根3g

　　　半夏10g　金果榄3g　生甘草10g　生大黄3g

　　　2剂,水煎服,日1剂。

二诊:服上方2剂后声嘶明显缓解,仍觉喉中肿痛,咽痒、咳嗽,夜间明显。舌脉同前。治法:祛风清热,解毒利咽。

处方:地龙6g　防风6g　白芍6g　乌梅6g

　　　生牡蛎30g　夏枯草10g　玉蝴蝶3g　僵蚕20g

　　　生大黄3g　姜黄3g　北豆根3g　玄参15g

　　　蝉蜕10g　鱼腥草30g

　　　3剂,配方颗粒,水冲服,日1剂。

三诊:服上方3剂,症状明显缓解,自觉咽干,无咽痒、咽痛,上方去防风,姜黄减至1g,加麦冬20g。嘱继服3剂。症状全无。

【按语】

患者初诊之时,已是发热自服抗生素、清热解毒药后,虽体温正常、周身疼痛缓解,但声嘶、咽痛、咽痒、干咳,喉中如有物堵。本案病机存在外寒,需采用温中散寒的治法,主要依据:①咽痛虽剧烈,但咽部充血不明显,为淡红色,非热毒壅盛之鲜红,故考虑不是内热炽盛;②其脉不浮,反偏沉,尺脉尤沉,亦提示不是热象;③时值气候热,其人不恶热反畏寒,也表明存在寒象。咽痛一症,单纯寒邪少见,且当时已自服大量寒凉药,因气候热、室内空调温度低,故亦形成体内热、环境凉。综合以上考虑外寒内热,故治疗上需散寒、清热,寒热并用;因本病热邪壅盛导致咽痛为病机根本,故仍应以清热为主,温中散寒药为辅,故初诊处方的寒热药剂量比例即可见。笔者喜用麻黄附子细辛汤加减治疗寒热错杂之咽痛。麻黄附子细辛汤出自汉代张仲景《伤寒论》301条:"少阴病,始得之,反发热,脉沉者,麻黄细辛附子汤主之。"方以麻黄发越太阳之风寒,附子温养少阴之阳,细辛气味雄烈,走窜经络,温经达表,有助于阳气的振奋,此3味共奏助阳解表之功,"使里温而阳气不脱,表透而寒邪得散"。同时,在用药选择上,以半夏化痰,本案虽干咳无痰,但自觉喉中如有物堵,咽喉水肿,可从痰论治,《伤寒论》有"少阴病,咽中伤,生疮,不能语言,声不出者,苦酒汤主之。"唐容川曰:"此节所言生疮,即今之喉痛、喉蛾,肿塞不得出声,……,仲景用生半夏正是破之也,余亲见治重舌敷生半夏立即消破,即知咽喉肿闭亦能消而破之矣。且半夏为降痰要药,凡喉肿则痰塞,此仲景用半夏之妙,正是破之又能去痰……"故此处亦选用半夏化痰。在清热解毒方面未选择常用于外感之金银花、连翘、菊花等,而选用北豆根、金果榄、生大黄,笔者经过多年临床发现此3种药物治疗咽痛疗效显著,可能与其性味苦寒,归肺、胃、大肠经,而咽属胃,喉属肺有关。

　　再诊时,患者初诊疗效显著,考虑寒已散尽,改以祛邪为主。①祛风:二诊时患者咽痒、咳嗽,选方过敏煎加减祛风解表,过敏煎方为名医祝谌予所制,此方解表和里,临床多用于治疗过敏性鼻炎、荨麻疹、紫癜等变态反应性疾病,均有较好疗效。此处考虑风邪善行数变,风为百病之长,风胜则痒,且过敏性疾病多有瘙痒症状,多从风论治,故结合临床经验,考虑瘙痒是风胜的表现,故选此方。②清热软坚:方中用生牡蛎、夏枯草以清热、软坚、散结,因患者自觉喉中肿痛,如有物堵,故对症治之。③继续前方清热解毒利咽之法。全方共奏祛邪之功。三诊时症状大减,仍有咽干,恐药性偏热,故去防风,姜黄减量,加麦冬清热滋阴善后。以3剂巩固之。

　　随着现代空调的使用,气候、体质的变化,抗生素及清热解毒类中成药的临床普遍"乱用"及"滥用"等,本病发病后易形成"寒包火"即外寒内热之证,治疗上单纯清热效差,需在温阳散寒基础上,待寒散尽方可清热,否则易火上加油,致使病程迁延不愈。本案提示我们在临床治疗本病时勿忘寒邪,需寒热并用,才能方证相合,效如桴鼓。

病案 3:低血糖症

刘某,女,77 岁。

初诊时间:2013 年 12 月 11 日。

主诉:反复发作低血糖 1 个月。

现病史:患者 1 个月前无明显诱因出现低血糖并发昏厥,血糖最低 1.2mmol/L,于北京某医院住院治疗诊断为低血糖症,经治疗后症状缓解出院,但未能明确病因。出院后 1 个月内低血糖反复发作 5 次,饮食后症状缓解。现患者为进一步治疗遂来北京中医药大学东方医院门诊。来诊时见:乏力,偶有心慌、自汗,食欲欠佳、口干、大便干结,睡眠差。

中医诊断:眩晕(气阴两虚)。

西医诊断:低血糖症。

治法:益气养阴。

党参 30g	麦冬 15g	五味子 6g	当归 10g
生黄芪 30g	黄柏 10g	白术 15g	苍术 15g
升麻 6g	女贞子 10g	干姜 6g	生麦芽 10g
枸杞子 30g	鸡内金 10g		

14 剂,水煎服,日 1 剂。

二诊:2014 年 1 月 8 日。

患者服用半个月后自觉体力较前有所增强,饮食增加,睡眠有所改善,无低血糖症发作,余无明显不适,遂自行抄原方再次服用半个月。来诊时见:口干、大便干结明显好转,食欲较前有所改善,服药后 1 个月内无低血糖症状发作,近期偶有牙痛。

守首诊方去干姜,加百合 30g,玉竹 15g。14 剂,水煎服,日 1 剂。

三诊:2014 年 1 月 23 日。

患者自述诸症皆有改善,无低血糖症状发作。

守首诊方不变,14 剂,水煎服,日 1 剂。

【按语】

患者反复发作低血糖症,病因未明,来诊时乏力、心慌、自汗、食欲欠佳、口干、大便干结、睡眠差,辨证考虑为气阴两虚证。治疗选用李东垣清暑益气汤加减。《内外伤辨惑论》云:"时当长夏,湿热大胜,蒸蒸而炽,人感之多四肢困倦,精神短少,懒于动作,胸闷气促,肢节沉疼,或气高而喘,身热而烦,心下膨痞,小便黄而少,大便溏而频,或痢出黄糜,或如泔色,或渴或不渴,不思饮食,自汗体重,或汗少者……清暑益气汤主之。"一般认为其病机是暑伤气阴,湿热内盛,后世运用不限于此,只要气阴两伤、湿热内盛者均可运用。现代临床运用广泛,包括眩晕、泄泻、胸痹、失眠、痤疮、荨麻疹、湿疹等多种病证。

根据本患者表现,气阴两虚明显,湿热不著,故原方去陈皮、泽泻、青皮、葛根等除湿清热之品,加用枸杞、女贞子养阴,生麦芽、鸡内金消食,干姜乃大队养阴药中加入温中之品,以防滋腻运化不及。药后诸症缓解,低血糖未再发作,疗效满意。

病案 4:耳鸣

刘某,男,38 岁。

初诊时间:2014 年 11 月 27 日。

主诉:右耳耳鸣 10 年,左耳耳鸣 1 个月。

现病史:10 年前无明显诱因出现右耳耳鸣,自诉为嗡鸣音。2

年前于外院行耳部手术(具体不详),术后耳鸣无缓解,听力正常。1个月前无明显诱因左耳偶有耳鸣,夜间明显。刻下症见:双耳耳鸣,右耳甚于左耳,夜间明显,双眼干涩,乏力,偶有头晕,无头痛,纳、眠可,二便调。舌淡红,苔微黄腻,脉沉细滑。

诊断:耳鸣(脾肾亏虚,清阳不升)。

治法:补益脾肾,升提清阳。

处方:生黄芪 30g　　党参 50g　　葛根 100g　　白芍 15g
　　　黄柏 10g　　　升麻 6g　　　炙甘草 6g　　桑葚 20g
　　　菟丝子 20g　　枸杞子 20g

14 剂,配方颗粒,日 1 剂,水冲服

二诊:2014 年 12 月 11 日。

药后左耳鸣消失,右耳鸣减轻,耳鸣声音已很少出现,仍有乏力,眼睛干涩。

守首诊方加密蒙花 20g,仙鹤草 100g,谷精草 20g。14 剂,配方颗粒,日 1 剂,水冲服。

【按语】

耳为清虚之窍,实邪上扰而壅塞孔窍,气血失调,则撞击而为鸣;清阳不升而孔窍失养,气血不及,则空虚而为鸣。本患者无明显诱因出现低调耳鸣,缠绵不愈,逐渐加重。《景岳全书》云:"耳鸣当辨虚实。凡暴鸣而声大者多实,渐鸣而声细者多虚,少壮热盛者多实,中衰无火者多虚;饮酒味厚,素多痰火者多实,质清脉细,素多劳倦者多虚。"实证之耳鸣声音多高调,虚证之耳鸣声音多低调,故可知患者乃为脾肾气虚日久,以致清阳不升,发为耳鸣。正如《灵枢·口问》所言:"黄帝曰:人之耳中鸣者,何气使然? 岐伯曰:耳者,宗脉之所聚也,故胃中空则宗脉虚,虚则下溜,脉有所竭者,故耳鸣,补客主人,手大指爪甲上与肉交者也。"患者耳鸣夜间明显,薛立斋曰:"若午前甚者,阳气实热也……午后甚者,阴血虚也。"可知患者亦有肾阴不足之证。同时,患者伴有乏力,双眼干涩,头晕,亦是脾肾亏虚之象,气虚不运而致乏力,气津不承而致双眼干涩,清阳不升而致头晕。根据多年临床经验:现代证候多是虚实夹杂,纯虚纯实者少见,或是实证为主,或是虚证为主,临床用药需攻补兼施,疗效更佳。纵观舌脉,可知患者确是虚实夹杂,以脾肾亏虚、清阳不升为主,兼夹湿热。

选用李东垣的益气聪明汤加减用药。益气聪明汤出自《东垣试效方》卷五,由黄芪、人参、升麻、葛根、蔓荆子、白芍、黄柏、炙甘草组成,主治"饮食不节,劳役形体,脾胃不足,得内障、耳鸣,或多年昏暗,视物不能"。又云久服"令精神过倍,元气自益,身体轻健,耳目聪明"。《医方集解》对其方解已甚是明了:"参、芪甘温以补脾胃;甘草甘缓以和脾胃;干葛、升麻、蔓荆轻扬升发,能入阳明,鼓舞胃气,上行头目。中气既足,清阳上升,则九窍通利,耳聪而目明矣;白芍敛阴和血,黄柏补肾生水。盖目为肝窍,耳为肾窍,故又用二者平肝滋肾也。"此次处方中,因患者脾肾亏虚证候明确,根据经验,可予大剂生黄芪、党参以补益脾胃以求效捷;患者清阳不升,同时双眼干涩,可知非止气不上升,津亦不能上乘,故于升阳药中重用升阳生津的葛根,以达气津双乘之效,而不用医家常用的柴胡以防其燥伤阴血;根据患者肾阴不足之证,选用白芍、桑葚、菟丝子、枸杞子肾阴肾阳双补,而力量较轻缓之品,而不用医家常用的熟地、鹿角胶等重浊滋腻之品,以防碍胃沉降之弊;对于黄柏,临床常有医家弃而不用,其实用黄柏既是寒热并用以治疗虚实夹杂,清利湿热,又兼防党参、黄芪等药物之燥热,亦有补阴之效,同时据经验滋补肾阴的药物多会出现上火等热象,取知柏地黄丸之意用黄柏亦可兼制桑葚、菟丝子、枸杞子等的使用。复诊用药,对症以大剂仙鹤草治疗乏力,谷精草、密蒙花治疗眼睛干涩。全方合用,攻补兼施,进而获效。

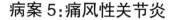

病案5:痛风性关节炎

姜某,男,48岁。

初诊时间:2014年12月3日。

主诉:右膝、右踝关节红肿疼痛1天。

现病史:患者1天前夜间发作右膝关节、右踝关节、左足底红肿疼痛,右膝、右踝关节活动受限,自觉发热。遂来北京中医药大学东方医院就诊,测体温38.1℃,全血细胞分析示:WBC 11.06×10⁹/L,N% 71.6%;肾功能示:UA 488.1μmol/L;尿常规示:pH5.0;右膝、右踝关节X线未见明显异常。考虑痛风性关节炎,予布洛芬缓释胶囊口服解热镇痛,碳酸氢钠片口服碱化尿液,并予补液治疗后体温下降,关节疼痛无明显缓解。症见双膝关节、双踝关节、左足底红肿疼痛,双膝、双踝关节活动受限,无畏寒,自觉发热,纳、眠可,二便调。舌黯红,苔白腻,脉弦滑。

既往史:有高血压病史1年,血压最高180/100mmHg,规律服用氯沙坦钾片。否认吸烟、饮酒史。

体格检查:T 37.3℃,形体肥胖,双膝及双踝关节肿胀,压痛明显,皮色发红,皮温升高,左足底皮色发红,皮温升高,压痛明显。

中医诊断:热痹(湿热血瘀)。

西医诊断:①痛风性关节炎;②高血压3极,高危组。

治法:清热利湿活血,通利关节。

处方:

1. 口服方

苍术15g	黄柏15g	生薏苡仁30g	川牛膝20g
土茯苓50g	络石藤30g	绵萆薢60g	威灵仙30g
秦艽15g	赤芍20g	桃仁10g	红花10g
延胡索12g			

7剂,配方颗粒,水冲服,日1剂。

2. 泡足方

苏木 50g　　　白芷 30g　　　威灵仙 50g　　伸筋草 50g

赤芍 30g　　　绵萆薢 50g

7 剂,水煎 500ml,泡足,日 1 剂。

二诊:7 剂后患者双膝关节、双踝关节、左足底红肿消失,疼痛明显缓解,活动轻度受限。舌黯红,苔白薄略腻,脉弦滑。

上方中口服方加胆南星 9g。7 剂,配方颗粒,水冲服,日 1 剂。继续外用泡足方同前不变。

三诊:7 剂后患者双膝关节、双踝关节、左足底红肿及疼痛消失,无活动障碍,复查 UA:380μmol/L,遂出院观察,随访 1 个月未发。

【按语】

痛风性关节炎以关节红、肿、热、痛为主要表现,中医多从"痹证"论治,以风湿热痹为主,治以清热祛湿。祛湿方面不外乎苦寒燥湿、苦温燥湿、淡渗利湿、芳香化湿等法。本病虽见关节红、肿、热、痛一派热象,须勿忘湿为阴邪之其性黏腻。若仅予苦寒,则湿滞不去,如此反复终成顽疾。因此首诊口服方以四妙丸为基底,集苦温燥湿、苦寒燥湿、活血强筋、通利关节为一方;配以土茯苓除湿通利,络石藤祛风通络凉血,二者皆为治疗热痹之要药;萆薢、秦艽性平,润而不燥,无论痹证寒热新久均可配搭而用;威灵仙辛温,祛风除湿,善行能通。《开宝本草》云其"主诸风,宣通五脏",与诸祛湿药为伍,取风能胜湿之意。延胡索行气止痛,桃仁、红花、赤芍活血通络。外用方以祛风除湿、活血止痛为法,直达病所,内外合用以增效。首方 7 剂痹证明显缓解,守方巩固疗效之余,考虑患者素体肥胖,久有湿浊,加用胆南星,如张景岳《景岳全书·本草正》所言"善解风痰热滞"。所谓"不通则痛",本病治疗始终以通为要,通经络血行则畅,通气机湿邪可导。

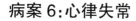

病案 6:心律失常

王某,女,61 岁。

初诊时间:2015 年 5 月 10 日。

主诉:心悸反复发作 1 个月余。

现病史:患者近 1 个多月来每于饮食或思虑过度后出现心悸,偶觉心烦,口服"富马酸比索洛尔片"未见明显好转。平素纳食不香,食后腹胀,不喜冷饮,大便偶见未消化食物,常自服"参苓白术丸""人参健脾丸"之类,小便调。查心电图示"窦性心律,偶发室上性期前收缩,未见明显 ST-T 改变";心脏彩超示"主动脉硬化,左房轻大";心肌核素扫描未见异常。来诊时面色少华,语声略低,舌淡黯,舌尖略红,苔白略腻,脉弦滑结,尺脉沉。

既往史:既往乳腺癌术后、放疗后 20 余年;白细胞减少病史 20 余年;子宫、双附件切除术后 10 余年;甲状腺功能减退病史 10 余年,口服"甲状腺片""左甲状腺素钠片"等药物。

中医诊断:心悸(心脾两虚,寒热错杂)。

西医诊断:①心律失常,偶发性室上性期前收缩;②乳腺癌术后、放疗后;③白细胞减少症;④子宫、双附件切除术后;⑤甲状腺功能减退。

治法:健脾清热养心。

处方:太子参 20g　白术 15g　茯苓 15g　黄精 15g
　　　桔梗 6g　　鸡内金 10g　生麦芽 10g　白茅根 10g
　　　苦参 10g　　干姜 3g　　砂仁 3g　　百合 10g
7 剂,水煎服,日 1 剂。

二诊:服上方 7 剂后患者诉心悸明显好转,心烦已除,唯腹胀明显,舌淡黯,苔白,脉弦滑,尺脉沉。

上方白茅根、苦参减至 6g,加乌药 3g,枳壳 3g。7 剂,水煎服,日 1 剂。

服上方7剂后患者心悸、腹胀消失,精神好转,随访未再发作。

【按语】

心悸临床以虚居多,亦可由虚致实,虚实夹杂。虚者为气血不足,日久阴阳亏损;实者责之于血瘀、痰浊、水饮、毒邪。治以补益气血,调理阴阳,养心安神,并据邪实不同分别治以化痰、涤饮、活血化瘀,配合重镇安神之品。

该患者既往多病,屡遭金刃之伤,气血受损。平素腹胀,不喜冷饮,大便偶见未消化食物,面色少华,语声低微,舌质淡,均指向脾虚之证,立法健脾益气以养心神无疑。方选四君子汤,去甘草乃考虑患者脾运不足,以防壅遏。鸡内金、生麦芽以健胃纳,桔梗、砂仁以助气行。诸药并用,脾胃健则气血生,心有所养,心悸乃除。笔者针对虚羸心悸,常用黄精一味。黄精味甘性平,归肺、脾、肾经。《日华子本草》:"补五劳七伤,助筋骨,止饥,耐寒暑,益脾胃,润心肺。"《本经逢原》:"黄精,宽中益气,使五藏调和,肌肉充盛,骨髓强坚,皆是补阴之功。"方中行气助运之品,以消黄精滋腻碍脾之忧。百合味甘,性微寒,归肺、心、胃经。《日华子本草》言其"安心,定胆,益志,养五脏",养阴清心,宁心安神效著。白茅根以清热凉血著称,而《神农本草经》云白茅根"主劳伤虚羸,补中益气",有"寓补于清"之意。苦参长于清热利湿,《神农本草经》记载其"主心腹结气";《名医别录》亦云其"养肝胆气,安五脏,定志益精"。临床中见心悸而烦,或诉"心中不适"者,凡无中焦虚冷诸症即可使用。该患者偶感心烦,脉象弦滑,舌尖略红,皆属热象,如囿于投寒凉而伤中,见诸热证而一味温健中阳,必加重心烦,因此对证选用苦参、白茅根,并少佐干姜以护中焦。该患者服药后心烦即除,唯腹胀明显,病在中焦,故减苦参、白茅根用量并酌加温中行气之品后腹胀消失。由此可见,临证用药时正确把握寒热阴阳,遣药尺度适中,必得效如桴鼓。

病案 7:夜尿频

裴某,女,58 岁。

初诊日期:2016 年 2 月 25 日。

主诉:夜尿频 1 年余。

现病史:患者诉夜尿频 1 年余,目前夜尿 1~2 小时 1 次,尿急,影响睡眠。乏力,精神不振。纳可,大便日 1 次,成形。舌质淡红,苔薄白,脉沉滑。

既往史:平时血压偏高,但未服降压药,平素血压 130/80mmHg。

辅助检查:2016 年 2 月 25 日尿常规(−),肾功能正常;肾早损:β_2-MG 0.33mg/L。

诊断:夜尿频(肾虚血瘀)。

治法:补肾活血。

处方:天麻 15g　　钩藤 15g　　合欢花 20g　　怀山药 100g
　　　桑螵蛸 20g　　丹参 20g　　葛根 30g　　　生白术 15g
　　　土鳖虫 6g　　枸杞子 20g　　桔梗 3g

14 剂,配方颗粒,水冲服,日 1 剂。

二诊:2016 年 3 月 10 日。

夜尿减少,乏力仍明显。舌质淡红,苔薄白,脉沉滑。

守上方加仙鹤草 50g。14 剂,配方颗粒,水冲服,日 1 剂。

三诊:2016 年 3 月 29 日。

夜尿减少,睡眠改善,乏力有所改善。舌质淡红,苔薄白,脉沉滑。

守首诊方加仙鹤草 100g,加桔梗 6g。14 剂,配方颗粒,水冲服,日 1 剂。

四诊:2016 年 4 月 12 日。

病情继续改善。舌质淡红,苔薄白,脉沉滑。

守首诊方加仙鹤草 200g,加生地 15g,山萸肉 15g。14 剂,配方颗粒,水冲服,日1剂。

之后患者继续服用初诊方加仙鹤草、生地、山萸肉,并随证调整用量,至5月初患者夜尿减少至1次,睡眠好转,乏力明显改善,精神饱满,血压稳定。并继续服用此方至6月,病情稳定。

【按语】

老年人常出现夜尿,一般在1~2次。如果夜尿频数,夜尿量增加,就是病理性的。往往影响睡眠,导致白天精神不振,乏力,严重影响生活质量。夜尿的原因比较多,最常见的是高血压、肾小动脉硬化导致肾小管重吸收功能下降。

本患者夜尿频数,影响睡眠,精神不振,虽然不是大病重症,但是严重影响生活,极为痛苦。《素问·上古天真论》说女子:"七七,任脉虚,太冲脉衰少,天癸竭,地道不通,故形坏而无子也。"患者年近六旬,肾气已亏,肾气不固,导致夜尿频数。这种夜尿与肾小动脉硬化有关,存在瘀血的病机。故本患者辨证主要考虑为肾虚血瘀。

首诊选药时,以山药、桑螵蛸、枸杞子补肾,其中山药、桑螵蛸具有收涩之效,取治疗小便频数、遗尿的桑螵蛸散及缩泉丸之义,其中山药用量需大,一般在50g以上才能取得比较好的效果。丹参、土鳖虫活血化瘀。本患者血压偏高,取天麻钩藤饮之义,用天麻、钩藤平肝潜阳,现代药理研究这两味药均具有较好的降压作用。葛根,经典中医理论认为具有升清的功效,合桔梗,使清气上升,联合山药、桑螵蛸、枸杞子补肾,山药、生白术健脾,一起达到改善乏力的效果;同时现代药理研究认为葛根具有很好的扩张血管作用,能够降压。合欢花针对失眠,改善症状。全方攻补兼施、脾肾同调,使清气得升,浊阴得化,疗效自然显著。在之后复诊时,重用了仙鹤草,增加了补肾的生地、山萸肉加强扶正之功。其中,仙鹤草能够平补正气,改善乏力症状,使患者精神饱满。该患者治疗

4 个月以上,夜尿次数明显减少,乏力改善,精神饱满。

病案8:腰痛

蔡某,男,31 岁。

初诊时间:2016 年 12 月 16 日。

主诉:腰痛 2 年,加重伴左下肢麻木 2 周。

现病史:患者 2 年前劳动时不慎出现腰部疼痛,不能行走,颈部不能前伸,行腰部 CT 显示 L_4~L_5 椎间盘膨出,当地诊所给予甘露醇静脉滴注 3 天后腰痛减轻,后经过按摩治疗后能生活自理。此后每遇受凉、劳累均有腰部不适感。2 周前因劳累兼受凉后出现腰部疼痛,不能站立,屈颈受限,伴左下肢麻木,甚则不能平躺,只能卧位,行腰椎磁共振检查提示 L_4~L_5、L_5~S_1 椎间盘突出,L_4~L_5 段脊髓受压。外院建议手术治疗,此次为求保守治疗来诊。刻下症见:腰痛,畏寒,不能站立,站立则向左侧歪斜,弯腰受限,伴左下肢麻木,眠差,纳可,大便 1 次 /d,舌红,苔薄白,脉弦滑。

既往史:否认慢性病史;否认药物及食物过敏史;父亲高血压史。6 年前曾受外伤,输血 1 800ml。

辅助检查:腰椎磁共振:L_4~L_5、L_5~S_1 椎间盘突出,L_4~L_5 段脊髓受压(2016 年 11 月 29 日中南大学湘雅医院)。

中医诊断:腰痛(肾虚阳亏,寒瘀阻络)。

西医诊断:腰椎间盘突出。

治法:温补肾阳,散寒通络。

处方:
桂枝 12g	独活 30g	当归 20g	防风 15g
川芎 30g	威灵仙 30g	续断 20g	细辛 3g
王不留行 60g	桃仁 6g	鹿角片 15g	龟甲 30g

5 剂,配方颗粒,水冲服,日 1 剂。

二诊:2017 年 1 月 4 日。

服上药后腰痛缓解,反酸,胃不适感,舌脉同前。

治法：温补肾阳，散寒通络，兼清热和胃。

处方：上方加金钱草60g，败酱草30g。

14剂，配方颗粒，冲服，日1剂。

此后此方间断长期服用，腰痛逐渐缓解，嘱减肥、锻炼、避免风寒。目前生活自理，进行轻度体力劳动，可正常驾车1小时左右。

【按语】

本病西医诊断为"腰椎间盘突出症"，为骨科常见病。主要是由于变性髓核进入椎体内或后纵韧带处，对邻近组织造成机械性刺激与压迫，或是由于髓核内糖蛋白、β-蛋白溢出和组胺（H物质）释放而使相邻近的脊神经根或窦-椎神经等遭受刺激引起化学性和/或机械性神经根炎之故。临床上以持续性腰背部钝痛为多见，平卧位减轻，站立则加剧，如果发病急骤，多难以忍受，非卧床休息不可。如果对脊神经根造成刺激，临床可表现为下肢放射痛，抬腿试验阳性。西医治疗主要为卧木板床、封闭疗法及各种脱水剂，严重时行手术治疗。中医诊断为"腰痛"，腰为肾之府，肾虚则气血不足以濡养肾府，肾气虚推动能力下降，气血运行速度减慢，故致气滞血瘀，瘀血阻络故疼痛。风寒侵袭人体，乘虚而入，痹阻经络，故腰痛易受寒诱发或加重，治法宜温补肾阳，散寒通络。上方由《兰室秘藏》的川芎肉桂汤加减而来。临床补肾活血散寒类药物众多，精准选择治疗用药非常重要，治疗本病选择补肾药物时，首先考虑有肾阴、肾阳、肾气、肾精的区别，本患者年龄31岁，生活规律，患此病时每次感受风寒会加重或诱发，考虑肾阳亏虚所占比重较大，故选用鹿角片、续断共同起到补肾阳、益肾精的功效。鹿角片具有补肾阳、益精血、强筋骨、行血消肿等功效，是肾阳衰弱，外感风寒所致各种寒性疼痛之极佳选药；威灵仙具有祛风寒除湿，通经络止痛的作用，对于风寒湿痹阻经络具有较好的临床疗效；续断补肝肾、续筋骨的作用由来已久，常用来治疗肝肾不足之腰膝酸痛等症。独活微温,为足少阴行经气分之药,其性善下行,尤以腰膝、腿足关节疼痛属下部寒湿者为宜,选用独活的量非常重要,一般在20g以上效果尤佳。活血类药物选用川芎、桃仁、当归,其性皆温,更有助于养血活血散瘀。桂枝性温,辅助通阳,防风可散风寒湿痹,治一身尽痛,随所引而至,乃风药中之润剂,王不留行走而不守,使气血运行加快,肾阳得补,血瘀得行,风寒得散。善求阳者必于阴中求阳,故方中加入龟甲,且可制约药性过热的弊端。诸药同用,共起到温补肾阳,散寒通络之效。需要注意的是方中鹿角片易助阳化火,久服易出现咽痛、牙痛、口干、鼻干等表现,可加入生地、知母等药物制约其热性,另外,此药偏贵,症状好转后,可改用其他温补肾阳药物以缓解患者的经济压力。胃部反酸等不适者对症加减即可,故二诊加败酱草、金钱草以清胃热,缓解症状。

腰椎间盘突出所致腰痛急性期主要是由于缺血性神经根炎所致,因髓核突然突出压迫神经根,致使根部血管同时受压而呈现缺血、淤血、缺氧及水肿等一系列改变,中药的治疗能缓解急性期的炎症水肿状态而迅速改善症状,使局部水肿改善,压迫症状减轻,达到缓解腰痛的目的。上方治疗疗效确切而迅速,是治疗此类腰痛的首选药物组合。

病案9:咳嗽

曲某,男,40岁。

初诊时间:2017年2月23日。

主诉:咳嗽3天。

现病史:患者3天前因受寒出现咳嗽,咽痒,伴少量痰,色白,不黏,轻度鼻塞,无流涕,无发热恶寒,自行服用抗生素及止咳类中成药后未见明显疗效。为求中医治疗来诊。刻下症见:咳嗽,咳少量痰,色白质不黏,咽痒,咽略痛,轻度鼻塞,无明显流涕,无发热恶

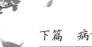

寒,纳、眠可,二便调。

　　既往史:否认慢性病史;否认药物及食物过敏史。

　　中医诊断:咳嗽(正虚阴伤,风寒化热)。

　　西医诊断:上呼吸道感染。

　　治法:养血扶正,散风清热。

　　处方:穿山龙 20g　徐长卿 30g　青果 6g　　玉蝴蝶 6g

　　　　　当归 10g　　仙鹤草 40g　白蒺藜 30g　何首乌 20g

　　　　　辛夷 6g　　桔梗 15g　　生甘草 6g　　柴胡 6g

　　　　　五味子 6g　白芍 6g　　金银花 20g　黄芩 10g

　　　　　炙百部 10g

　　　　　7 剂,配方颗粒,水冲服,日 1 剂。

　　服用 1 剂后症状明显好转,继服 3 剂祛除余邪。此后患者每遇类似咳嗽即按此方抓药,未有不效者。

【按语】

　　本病西医诊断为"上呼吸道感染",是呼吸系统常见疾病,咳嗽是其主要症状,常于寒冷季节或秋冬气候转变时发病。病因多为细菌、病毒、支原体等病原微生物感染。持久剧烈的咳嗽可影响休息,消耗体力,并可引起肺泡壁弹性组织的破坏,诱发肺气肿。西医治疗方案多选用止咳化痰药、中枢性镇咳药,配合抗生素等。中医诊断此类疾病为"咳嗽",咳嗽按照病因病机分类可分为外感和内伤,本则病例归属外感咳嗽、风寒袭肺导致咳嗽的辨证论治经验。此类咳嗽主要由于风寒外袭,从口鼻或皮毛而入,侵袭肺脏,肺为娇脏,受邪气侵犯易出现功能失常,失于肃降,导致咳嗽。且此类咳嗽有以下特点:①受侵袭之体质尚为壮实之体,风寒入里,极易热化,故虽风寒外袭,因化热迅速,临床选药时除明显恶寒之象外,常多选用清肺热类药物;②此类咳嗽多为感冒后发病,此时多不伴有发热,痰液不多,可伴咽痒,咽痛,轻微鼻塞;③可伴有舌尖红、口唇发干,口干等热性表现,脉象多表现为浮、滑、数。

外感风邪常兼夹寒热燥湿等邪,然而风寒之邪入里化热也并不少见,其入里化热的速度非常快,可能数小时之内即可化热,此时不可只因其受寒而忽略其热化之情,用药也应视病情变化而加入清热之品。此患者青年男性,体质壮实,咳嗽3天,有受寒病史,咳嗽时伴有咽痒,咽痛,并无恶寒发热,无颈项强痛、体痛呕逆等表现,考虑风寒入里已化热,而寒邪并不明显,寒邪闭郁气机也不明显,故治疗时宣散并非主要治法,亦不选用辛凉解表、辛温发散之类药物。治法多以清局部热邪为主,配以祛风止咳、敛阴通窍之品。

方中穿山龙具有止咳祛痰平喘的作用,民间常用来治疗咳嗽喘息、跌打损伤等,《陕西中草药》曾记录其"治咳嗽,风湿性关节炎",现代药理研究其有镇咳、祛痰,缓解支气管痉挛的作用;徐长卿现代药理研究证实其具有一定的消炎止咳、化痰平喘的作用;穿山龙与徐长卿经常作为药对出现,二者结合止咳的作用更加明显;青果涩、酸、甘、平,可清肺利咽、生津解毒,民间有单用青果治疗过敏性哮喘、肺结核者,可用于口干舌燥、咽喉肿痛、肺燥咳嗽;玉蝴蝶对于咳嗽、咽喉肿痛有效,配伍百部后,润肺止咳之功倍增,多用于治疗新久肺燥咳嗽及百日咳;仙鹤草与当归为药对,二者相伍具有止咳功效;白蒺藜与何首乌也归属于药对,二者配伍对于咳嗽具有明显的缓解作用;桔梗甘草配伍取自仲景《伤寒论》之桔梗汤,"少阴病二三日,咽痛者,可与甘草汤,不差,与桔梗汤"。金银花、黄芩、柴胡清肺热,五味子、白芍养肺阴不留邪,辛夷通窍。整体治疗补泻兼施,仙鹤草、当归、何首乌扶正、调和气血,五味子、白芍养肺阴不敛邪,穿山龙、徐长卿、青果、玉蝴蝶、百部都具有很好的祛痰止咳、平喘化痰的作用,余药清泻肺热,诸药合用,其止咳作用明显,且保护了正气免受伤害。

外感咳嗽的病因以实为主,虚实夹杂,病机为风寒入里化热,兼有正气虚弱,气血失调。此类咳嗽的西医治疗往往效果不佳,目前沿用的止咳类中成药效果亦不甚理想,笔者在多年经验的基础上逐渐进行总结,上方药物配伍治疗此类咳嗽,往往收到意想不到的疗效。